W0348743

W. Hausotter

Parkinson in der Praxis

Bücher aus verwandten Sachgebieten

Hess/Steck (Hrsg.)
Neurologie-Kompendium
2002. ISBN 3-456-83019-X

Rolak/Wiendl
Fragen und Antworten zur Neurologie
2001. ISBN 3-456-83398-9

Herschkowitz
Das vernetzte Gehirn
2. A. 2002. ISBN 3-456-83884-0

Seggelen
Parkinson – Professionelle Pflege und Therapie
2001. ISBN 3-456-83621-X

Fischer
Hören – Sehen – Blicken – Zählen. Teilleistungen und ihre Störungen
2003. ISBN 3-456-83910-3

Heinen/Bartens
Das Kind und die Spastik
2001. ISBN 3-456-83370-9

Zinn/Davies
Hemiplegie-Merkblatt
10. A. 2003. ISBN 3-456-83967-7

Wolfgang Hausotter

Parkinson in der Praxis

Verlag Hans Huber
Bern · Göttingen · Toronto · Seattle

Anschrift des Autors:
Dr. Wolfgang Hausotter
Facharzt für Neurologie und Psychiatrie – Sozialmedizin
Rehabilitationswesen – Klinische Geriatrie
Martin-Luther-Straße 8
D- 87527 Sonthofen/Allgäu

Lektorat: Dr. med. Klaus Reinhardt
Herstellung: Daniel Berger
Satz: sos-buch, Mainz
Umschlag: Atelier Mühlberg, Basel
Druck und buchbinderische Verarbeitung: Druckhaus Beltz, Hemsbach
Printed in Germany

Bibliografische Information der Deutschen Bibliothek
Die Deutsche Bibliothek verzeichnet diese Publikation in der Deutschen Nationalbibliografie; detaillierte bibliografische Daten sind im Internet über ‹http://dnb.ddb.de› abrufbar.

Anregungen und Zuschriften bitte an:
Verlag Hans Huber
Lektorat Medizin
Länggass-Strasse 76
CH-3000 Bern 9
Tel: 0041 (0)31 300 4500
Fax: 0041 (0)31 300 4593
E-Mail: verlag@hanshuber.com
Internet: http://verlag.hanshuber.com

1. Auflage 2003

ISBN 3-456-83970-7

Inhalt

Vorwort 9

Teil 1: Das Parkinson-Syndrom 11
1. Einleitung 13
2. Definition und Einteilung 15
3. Historische Entwicklung 17
4. Ätiologie 21
5. Pathogenese 23

Teil 2: Klinische Manifestation und Diagnose 25
6. Leitsymptome 27
7. Prägnanztypen und Krankheitsstadien 28
8. Frühdiagnose 29
9. Diagnose des ausgeprägten Krankheitsbilds 35
10. Krankheitsverlauf und Stadieneinteilung 39
11. Differentialdiagnose der Gang- und Bewegungsstörungen im Alter 42
    Vaskuläres Parkinson-Syndrom 42
    Multisystematrophie (MSA) 43
    Progressive supranukleäre Blickparese (PSP) 43
    Kortikobasale ganglionäre Degeneration (CBGD) 44
    Lewy-Körperchen-Demenz 44
    Normaldruck-Hydrozephalus 45
    Frontale Hirntumore 45
    Morbus Wilson 46
    Entzündliche Erkrankungen 46
    Toxisch bedingte Erkrankungen 46
    Medikamentös bedingte Bewegungsstörungen 47
    Essentieller oder seniler Tremor 47
    Gehemmte Depression 48
    Psychogene Bewegungsstörungen 48
    Restless-Legs-Syndrom 48

Teil 3: Therapie 53
12. Grundlagen der Parkinson-Therapie 55
    Grundprinzipien der medikamentösen Behandlung 57
    Grundsätzliches zu wirtschaftlichen Aspekten der medikamentösen Behandlung 59

13. Medikamentöse Behandlung 61
L-Dopa-Präparate 61
Dopaminagonisten 66
MAO-B-Hemmer 71
COMT-Hemmer 72
Glutamatantagonisten 73
Anticholinergika 75
Weitere Substanzen 75
Kontraindizierte Medikamente bei Morbus Parkinson 76
14. Neurochirurgie 77
15. Physiotherapie 79
16. Psychotherapie und Krankheitsbewältigung unter Einbeziehung des familiären Umfeldes 81
17. Spezielle Probleme 86
Parkinson-Psychose 86
Akinetische Krisen 87
Morgendliche Akinese und verzögertes Einsetzen der L-Dopa-Wirkung . 87
Schmerzhafte Fußverkrampfungen (Dystonien) und Myoklonien 88
L-Dopa-Spätsyndrom 88
Narkoseprobleme 88
Autonome Störungen 89
Schlafstörungen 91
Depressionen 92
Gedächtnisstörungen und Demenz 94
Häufige Fragen von Patienten und Angehörigen 96
18. Sozialmedizinische Aspekte 98
Rentenversicherung 98
Unfallversicherung 100
Schwerbehindertenrecht und soziales Entschädigungsrecht 101
Teilnahme am Straßenverkehr 104
Pflegeversicherung 105
Betreuungsgesetz (BtG) 109

Literatur 111

Sachwortverzeichnis 115

«Sehen und Erfahren ist so nötig als Lesen und Lernen»

Arthur Schopenhauer

Vorwort

Die Parkinson-Erkrankung ist ein häufiges und zugleich faszinierendes Krankheitsbild. Nach der Epilepsie ist sie die zweithäufigste neurologische Erkrankung. Die immer höhere Lebenserwartung unserer Bevölkerung mit der demographischen Verschiebung der Alterspyramide lässt eine weitere jährliche Zunahme von Parkinsonkranken auch für die Zukunft erwarten.

Die meist älteren und in aller Regel multimorbiden Erkrankten werden primär vom Hausarzt betreut. Ihm fällt die Aufgabe zu, seine Patienten ganzheitlich zu versorgen, wobei sich nicht selten erhebliche Probleme durch die Erfordernis einer ausgedehnten medikamentösen Behandlung mit einer Vielzahl von Substanzen ergeben, die nicht nur das Parkinson-Syndrom, sondern auch die übrigen bei der Mehrzahl der Betroffenen zusätzlich vorliegenden Gesundheitsstörungen betreffen.

Dazu kommt, dass in den vergangenen Jahren die Therapie des Morbus Parkinson durch die Einführung einer ganzen Reihe neuer Medikamente enorme Fortschritte gemacht hat, die aber die Behandlung zunehmend unübersichtlich und schwierig erscheinen lassen.

Das Ziel dieses Buches ist es, die Diagnose und die Therapie in der Praxis transparenter und rascher überschaubar zu machen.

Der bewusst plakativ gewählte Titel soll zum Ausdruck bringen, dass möglichst alle in der täglichen Praxis vorkommenden Probleme und Fragestellungen in kurzer und übersichtlicher Form dargestellt werden, um den raschen Zugriff auf die Information unter dem Zeitdruck der Praxis zu erleichtern. Neben einer eher kurz gehaltenen Darstellung der theoretischen Grundlagen, die zum Verständnis unverzichtbar sind, wird vor allem die Früherkennung, aber auch die Differentialdiagnose dargestellt, denen beiden im arztlichen Alltag besondere Bedeutung zukommt, da sich daraus unmittelbare therapeutische Konsequenzen ergeben. Die Patienten suchen meist zuerst den Hausarzt auf, der daher für die oft schwierigen Probleme der Frühdiagnostik gerüstet sein muss, ebenso aber auch für die frühzeitige Erkennung von differentialdiagnostischen Problemen. Daher wurde auch ein kurzgefasster neurologischer Untersuchungskurs für Nicht-Neurologen eingefügt, um den Zugang zum Parkinson-Patienten zu erleichtern und eine vielerorts vorhandene Scheu vor dieser Art von Untersuchung abzubauen.

Das Restless-Legs-Syndrom wurde mit aufgenommen, obwohl es mit der Parkinson-Krankheit nur die weitgehend gleichartige medikamentöse Behandlung gemeinsam hat. In Fortbildungsveranstaltungen kommen aber fast obligat Fragen zu diesem Krankheitsbild und der Informationsbedarf dazu scheint doch erheblich zu sein.

Einen breiten Raum nehmen – wiederum unter praxisrelevanten Aspekten – die momentan zur Verfügung stehenden therapeutischen Möglichkeiten ein. Es ist aber nicht nur die medikamentöse Behandlung allein ausschlaggebend, sondern es gibt auch andere Therapieoptionen, die in der Praxis bedacht werden müssen. Nicht zuletzt sind bei diesem Krankheitsbild auch psychotherapeutische Aspekte im weitesten Sinne unter Einbeziehung der pflegenden Angehörigen von Bedeutung.

Besonderer Wert wurde auf die verschiedenen Facetten der sozialmedizinischen Fragestellungen gelegt, da diese in den üblichen Lehrbüchern meist zu kurz kommen und doch für den Patienten und seine Familie oft erhebliche Bedeutung erlangen. Vielen ärztlichen Kollegen in der Praxis und vor allem in der Klinik sind diese Probleme meist nicht unmittelbar geläufig. Sie stellen aber für die Betroffenen nicht selten entscheidende Faktoren für die Verbesserung ihrer Lebensqualität oder zumindest zur Erleichterung der Pflege dar.

Das Buch ist besonders den pflegenden Angehörigen von Parkinsonkranken gewidmet, deren Belastungen dem Autor nur allzu gut bekannt sind.

Schließlich möchte ich mich herzlich bei Herrn Dr. Klaus Reinhardt vom Hans Huber Verlag für die einfühlsame Strukturierung des Manuskriptes und die gute Zusammenarbeit während der Entstehung des Buches bedanken.

Sonthofen, Februar 2003 Wolfgang Hausotter

Teil 1:

Das Parkinson-Syndrom

1 Einleitung

Das idiopathische Parkinson-Syndrom beziehungsweise der Morbus Parkinson ist eine der wichtigsten und auch eine der häufigsten Erkrankungen des Gehirns im mittleren und besonders im höheren Lebensalter. Es handelt sich um ein neurodegeneratives Leiden mit vorwiegender, aber nicht ausschließlicher Beteiligung motorischer Funktionen.

Das durchschnittliche Erkrankungsalter liegt zwischen dem 55. und dem 65. Lebensjahr. Bei einigen Patienten kommt es allerdings zu einem wesentlich früheren Erkrankungsbeginn. Betroffene, bei denen die Krankheit vor dem 40. Lebensjahr einsetzt, werden als «juvenile» Parkinson-Patienten bezeichnet. Beginnt die Krankheit vor dem 50. Lebensjahr, spricht man von einem «Early Onset»-Parkinson-Syndrom. Ein Erkrankungsbeginn nach dem 70. Lebensjahr wird von manchen Autoren als seniles Parkinson-Syndrom charakterisiert. Differentialdiagnostisch ist stets – gerade auch bei älteren Patienten – ein medikamentös bedingtes Parkinsonoid durch Einnahme von Neuroleptika zu erwägen, aber auch eine ganze Reihe anderer neurodegenerativer Erkrankungen.

Das Krankheitsbild hat in den letzten Jahrzehnten in der Öffentlichkeit und in den Medien, nicht zuletzt durch einige prominente Erkrankte große Aufmerksamkeit gefunden. Es wird geschätzt, dass 1 bis 2 Promille der Gesamtbevölkerung (100 bis 200 pro 100 000 Einwohner) an dieser Krankheit leiden. Die Prävalenz nimmt mit zunehmendem Lebensalter deutlich zu: als Faustregel bei den über 60-Jährigen 1 Prozent, bei den über 70 Jährigen 2 Prozent und bei den über 80 Jährigen rund 3 Prozent. Die Mehrzahl der Betroffenen ist über 65 Jahre alt, es werden aber auch immer häufiger unter 40-Jährige betroffen. Männer und Frauen sind ungefähr gleich häufig erkrankt. Andere Schätzungen gehen von mehr als 250 000 Parkinsonkranken in Deutschland aus. Die Dunkelziffer der noch nicht diagnostizierten und behandelten Erkrankten wird von Experten auf etwa 100 000 eingeschätzt. Die daraus resultierende sozialmedizinische Relevanz und nicht zuletzt die sozioökonomischen Kosten für den Einzelnen und für die Allgemeinheit sind bei dieser Krankheit beträchtlich.

Das morphologische Substrat dieser Erkrankung konnte identifiziert und deren neurochemischer Defekt aufgedeckt werden. Es wurde auch eine hocheffiziente Therapie gefunden, die unmittelbar in die gestörten biochemischen Abläufe einzugreifen vermag, wenngleich sie den Krankheitsprozess bislang nicht aufhalten kann. Es war die erste Hirnerkrankung, die einer rationalen Therapie – begründet auf biochemische Erkenntnisse – zugänglich war. Sie verläuft chronisch, sie ist nicht heilbar, jedoch symptomatisch über Jahre hinweg erfolgreich behandelbar. Die Ätiologie ist allerdings bisher nicht bekannt, und das Fortschreiten der Erkrankung ist momentan nicht aufzuhalten, obgleich immer wieder und in der letzten Zeit vermehrt Hoffnungen auf neuroprotektive Wirkungen verschiedener Medikamente gesetzt werden.

Das Parkinson-Syndrom lässt sich aber nur optimal therapieren, wenn man die richtige Diagnose gestellt hat und nicht nur die motorischen, sondern auch die nichtmotorischen Symptome gebührend berücksichtigt. Der **Differentialdiagnose**, die oft sehr schwierig sein kann, kommt daher wesentliche Bedeutung zu.

Die medikamentöse Behandlung der Erkrankung steht klar im Vordergrund. Daneben haben aber physikalische Therapieverfahren und eine adäquate psychosoziale Betreuung besondere Bedeutung, wobei der Hausarzt bei den häufig alten und meist zusätzlich anderweitig erkrankten Patienten in vielfacher Form gefordert ist. Auch die mögliche Interaktion der Medikamente mit anderen therapeutisch erforderlichen Substanzen und deren eventuelle gegenseitige negative Beeinflussung erfordert eine enge Kooperation der behandelnden Ärzte. Viele Fachgebiete der Medizin sind im Rahmen der meist bestehenden Multimorbidität dieser Patienten beteiligt. Daher ist eine multidisziplinäre Zusammenarbeit der einzelnen Arztgruppen gerade bei diesem Krankheitsbild so dringend notwendig. Die optimale Betreuung wird durch einen ständigen engen Kontakt zwischen Hausarzt und Neurologen, sowie ergänzt durch Einbeziehung von Ärzten anderer Fachgebiete wie Orthopäden, Internisten, Augenärzten, Psychiatern, Urologen u.a. gewährleistet.

2 Definition und Einteilung

Die Parkinson-Krankheit ist durch eine allgemeine Störung der willkürlichen und der unwillkürlichen Bewegungen und gleichzeitig bestehende zusätzliche spezifische klinische Symptome im Rahmen einer progredienten neurodegenerativen Systemerkrankung vorwiegend dopaminerger Neuronen mit intrazellulären Einschlusskörperchen (Lewy-Körper) in der Pars compacta der Substantia nigra und weiterer nigro-striataler Neurone gekennzeichnet. Dadurch kommt es zu einem Dopaminmangel im Bereich des Corpus striatum und zu einem Ungleichgewicht zwischen dopaminerger und cholinerger bzw. glutamaterger Übertragung. Die Verminderung der dopaminergen Neurotransmission wird mit der Akinese, das Überwiegen der cholinergen Erregungen mit Rigor und Tremor in Verbindung gebracht.

> Kernsymptome des Morbus Parkinson sind Hypokinese, Rigor, Ruhetremor und gestörte Stellreflexe.

Das Parkinson-Syndrom wird unter ätiologischen Aspekten unterteilt in:

1. **Morbus Parkinson,** die eigentliche Parkinson'sche Erkrankung, heute auch als idiopathisches Parkinson-Syndrom (IPS) benannt
2. **symptomatisches Parkinson-Syndrom,** zum Beispiel vaskulär, toxisch, infektiös oder traumatisch verursacht
3. **medikamentös bedingtes Parkinsonoid,** zum Beispiel nach Gabe von Neuroleptika, Metoclopramid oder Flunarizin u.a.
4. **Parkinson plus,** d.h. Parkinson-Syndrom plus weitere neurologische Symptome, z.B. bei der Multisystematrophie, der progressiven supranukleären Blickparese und anderen Systemdegenerationen.

Tabelle 2-1 zeigt das ganze Spektrum der dem Parkinson verwandten extrapyramidalen Krankheiten und Bewegungsstörungen in der ICD-10.

Die Differentialdiagnose dieser Krankheitsbilder ist von erheblicher Bedeutung, da sich daraus relevante therapeutische Konsequenzen ergeben.

Außerdem ist zu berücksichtigen, dass bei älteren Erkrankten meist ein etwas anderer Verlauf als bei jüngeren Menschen zu erwarten ist.

Tabelle 2-1: Einteilung der »extrapyramidalen Krankheiten und Bewegungsstörungen« (Gruppen G 20 bis G 26) nach der International Classification of Diseases in der 10. Revision (ICD-10) der Weltgesundheitsorganisation (WHO).

G 20	Primäres Parkinson-Syndrom	
G 21.–	Sekundäres Parkinson-Syndrom	
	G 21.0	Malignes Neuroleptika-Syndrom
	G 21.1	Sonstiges arzneimittelinduziertes Parkinson-Syndrom
	G 21.2	Parkinson-Syndrom durch sonstige exogene Agenzien
	G 21.3	Postenzephalitisches Parkinson-Syndrom
	G 21.8	Sonstiges sekundäres Parkinson-Syndrom
	G 21.9	Sekundäres Parkinson-Syndrom, n. n. bez.
G 22*	Parkinson-Syndrom bei anderenorts klassifizierten Krankheiten (A52.1+ floride Neurosyphilis)	
G 23.–	Sonstige degenerative Krankheiten der Basalganglien	
G 24.–	Dystonie	
	G 24.0	Arzneimittelinduzierte Dystonie
	G 24.1	Idiopathische familiäre Dystonie
	G 24.2	Idiopathische nichtfamiliäre Dystonie
	G 24.3	Torticollis spasticus
	G 24.4	Idiopathische orofaziale Dystonie
	G 24.5	Blepharospasmus
	G 24.8	Sonstige Dystonie
	G 24.9	Dystonie, n. n. bez.
G 25.–	Sonstige extrapyramidale Krankheiten und Bewegungsstörungen	
	G 25.0	Essentieller Tremor
	G 25.1	Arzneimittelinduzierter Tremor
	G 25.2	Sonstige näher bezeichnete Tremorformen
	G 25.3	Myoklonus
	G 25.4	Arzneimittelinduzierte Chorea
	G 25.5	Sonstige Chorea
	G 25.6	Arzneimittelinduzierte Tics und sonstige Tics organischen Ursprungs
	G 25.8	Sonstige näher bezeichnete extrapyramidale Krankheiten und Bewegungsstörungen
	G 25.9	Extrapyramidale Krankheit oder Bewegungsstörung, n. n. bez.
G 26*	Extrapyramidale Krankheiten und Bewegungsstörungen bei anderenorts klassifizierten Krankheiten	

3 Historische Entwicklung

Zittern als Krankheitssymptom wird schon in den Schriften von Galen (129 bis 199 n. Chr.) erwähnt und findet sich auch bei verschiedenen Autoren der folgenden Jahrhunderte, allerdings ohne Zuordnung zu einer Krankheitsentität.

1817 beschrieb der in London lebende Arzt, Apotheker, Paläontologe und Sozialreformer James Parkinson (1755–1824) erstmals ein eigenständiges Krankheitsbild in seiner berühmten Arbeit *An Essay on the Shaking Palsy* **(Abb. 3-1)**. Von ihr existieren heute weltweit nur noch fünf Exemplare. Das Krankheitsbild wurde später als «Paralysis agitans» und 1884 auf Vorschlag des französischen Neurologen Jean-Martin Charcot (1825–1893) als «Maladie de Parkinson» bezeichnet. Das Eponym Parkinson'sche Krankheit ist seither weltweit üblich. Obgleich der Erstbeschreiber sich nur auf eine kleine Patientenzahl stützen konnte, wurden die Symptome von

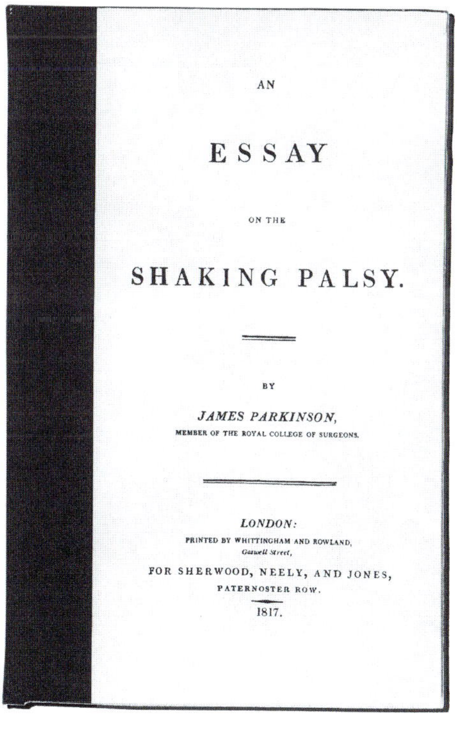
AN

ESSAY

ON THE

SHAKING PALSY.

BY

JAMES PARKINSON,

MEMBER OF THE ROYAL COLLEGE OF SURGEONS.

LONDON:

PRINTED BY WHITTINGHAM AND ROWLAND,

Goswell Street,

FOR SHERWOOD, NEELY, AND JONES,

PATERNOSTER ROW.

1817.

Abbildung 3-1: Titelblatt der Erstveröffentlichung von James Parkinson

ihm bereits recht präzise mitgeteilt. Allerdings vermisst man den ausdrücklichen Hinweis auf den Rigor und die meist zu beobachtenden psychischen Symptome. Der Ruhetremor, die Akinese, die gebeugte Haltung und die Propulsionstendenz wurden dagegen sehr plastisch beschrieben. Das Eponym bürgerte sich auch deshalb rasch ein, da die ursprüngliche Bezeichnung «Schüttellähmung» eher irreführend ist, da eben keine Lähmung oder Paralyse vorliegt, sondern eine – allerdings teilweise erhebliche – Bewegungsverarmung, und auch das «Zittern» und Schütteln durchaus nicht obligat ist. James Parkinson stellte schon damals einen Patienten vor, der durch einen Schlaganfall seinen Ruhetremor verlor und dessen Zittern nach Besserung der Insultfolgen wieder zurückkehrte. Diese Beobachtung machten sich erstmals 1940 Neurochirurgen für operative Eingriffe zunutze, die dann die Grundlagen für spätere stereotaktische Operationen darstellten.

Oppenheim teilte schon in der 5. Auflage seines berühmten *Lehrbuches der Nervenkrankheiten* 1908 alle wichtigen Einzelsymptome des Krankheitsbildes mit, vom typischen Erkrankungsalter bis zum Ruhetremor und der anfangs meist bestehenden Einseitigkeit der Symptomatik. Auch seine Erwägungen zur Erblichkeit haben heute noch Gültigkeit. Die Mikrographie, die einzelnen Störungen der Bewegungsabläufe, die Sprechstörungen, der vermehrte Speichelfluss, die Hypersalivation wurden recht anschaulich geschildert. Es fehlte auch nicht der Hinweis auf die kognitiven Beeinträchtigungen. Die Therapie wurde damals allerdings als «keine sehr dankbare» angesehen.

Prominente Parkinson-Patienten gab es zu allen Zeiten. Einer davon, Wilhelm von Humboldt (1767–1835) hat in Selbstschilderungen sehr eindrucksvoll über die Beschwernisse seiner Krankheit berichtet. Auch in der bildenden Kunst gibt es viele anschauliche Beispiele für diese Erkrankung.

Die **therapeutischen Möglichkeiten** blieben 150 Jahre lang äußerst begrenzt. Immerhin benutzte Charcot bereits 1867 das Alkaloid Hyoszin aus Datura stramonium und später wurde unter Belladonnapräparaten mit Atropin und Scopolamin eine geringgradige Besserung gesehen, allerdings bei nicht unerheblichen Nebenwirkungen.

Der bulgarische Apotheker Ivan Raeff hatte 1926 über erfolgreiche Behandlungen mit einem Weißweinauszug aus Belladonnawurzeln berichtet. Die italienische Königin Elena setzte sich persönlich für diese «bulgarische Kur» ein und gründete zur weiteren Untersuchung und wissenschaftlichen Erprobung 1934 in Rom eine eigene Klinik, der 1937 in Kassel eine weitere «Elena-Klinik», die erste Parkinson-Spezialklinik in Deutschland folgte.

1946 wurden die ersten synthetischen **Anticholinergika** zur Therapie dieser Erkrankung eingeführt. 1949 kam erstmals Trihexyphenidyl (Artane®) bei der Parkinsonschen Erkrankung klinisch zum Einsatz. Biperiden (Akineton®) hat sich dann seit 1960 in der Behandlung, vor allem des medikamentös bedingten Parkinsonoid durchgesetzt.

Veränderungen der Substantia nigra bei der Parkinson-Erkrankung wurden zum ersten Mal 1919 von Tretiakoff in seiner Dissertation beschrieben, zunächst aber nicht weiter verfolgt und erst 1939 durch Hassler und später von Greenfield bestätigt.

Bahnbrechend war 1961 die Einführung eines völlig neuen Therapieprinzips durch den Neurologen **Walther Birkmayer** (1910–1996) zusammen mit O. Hornykiewicz in Wien, gleichzeitig und unabhängig voneinander durch A. Barbeau in Montreal und I. Sano in Japan. Sie gingen von theoretischen Überlegungen aus, die sich auf die biochemisch-pharmakologische Grundlagenforschung stützten. Der Schwede Arvid Carlsson hatte 1958 **Dopamin** in den Basalganglien nachgewiesen und festgestellt, dass Reserpin Katecholamine freisetzte, was bei Tieren akinetisches Verhalten und emotionelle Trägheit auslöste und den Symptomen bei Parkinsonkranken recht ähnlich war. Unter Dopa normalisierte sich das Verhalten wieder. H. Ehringer und O. Hornykiewicz gelang 1960 die Quantifizierung des Dopaminmangels in der Substantia nigra von Parkinson-Patienten. Auf Grund der theoretischen Erkenntnisse über einen Dopaminmangel in der Substantia nigra beim Parkinson-Syndrom wurde zunächst diese Substanz appliziert, was jedoch enttäuschte, da sie die Blut-Hirn-Schranke nicht durchdringen konnte. Birkmayer und Hornykiewicz verabreichten dann 1961 erstmals Parkinson-Patienten **L-Dopa**, die Vorstufe von Dopamin, intravenös, worauf sich eine geradezu sensationelle Besserung der völlig akinetischen und meist bettlägerigen Kranken zeigte, die – wenn auch nur für kurze Zeit – in die Lage versetzt wurden, aufzustehen, das Bett zu verlassen und umherzugehen.

Dopamin selbst vermag also die Blut-Hirn-Schranke nicht zu durchdringen. Die Vorstufe L-Dopa ist dazu jedoch in der Lage und kann nach Decarboxylierung das zentral fehlende Dopamin ersetzen. Somit ergab sich erstmals eine rationale, auf logischen Überlegungen aufgebaute Therapie des Parkinson-Syndroms. Auf Grund der auch peripher stattfindenden Decarboxylierung mussten jedoch zunächst hohe Dosen von L-Dopa verabreicht werden, die gastrointestinal und kardial schlecht vertragen wurden, so dass von Birkmayer und Mentasti 1967 die Kombination von L-Dopa mit dem Decarboxylasehemmer Benserazid eingesetzt wurde, wodurch die periphere Decarboxylierung von L-Dopa weitgehend vermieden wird und erst im Gehirn erfolgt, wo sie erwünscht ist. Dadurch erreicht eine mehrfach höhere L-Dopa-Dosis das zentrale Nervensystem.

Cotzias hat dann ab 1967 in den USA diese Therapie publik gemacht, allerdings anfangs relativ hohe Dosen verabreicht, was vorübergehend die Behandlungsform durch unerwünschte Begleiterscheinungen belastete.

Diese geradezu spektakuläre neue Therapieform, die vorher völlig «gelähmte», d.h. erstarrte, akinetische Patienten zum Gehen brachte, hat später unter anderem durch den amerikanischen Neurologen Oliver Sacks auch in den Medien durch Buch und Film *Awakenings (Zeit des Erwachens)* Einzug gehalten. In der Belletristik fand man auch später in vielen Romanen Interesse an dieser Krankheit. Martin Walsers Roman *Der Lebenslauf der Liebe* (2001) oder Jonathan Frantzens *The Corrections (Die Korrekturen*, 2002) zum Beispiel schildern sehr anschaulich ein Parkinson-Syndrom mit all seinen Problemen für den Betroffenen und seine Umgebung.

1973 wurde in Europa die Kombinationstherapie L-Dopa mit Benserazid offiziell zugelassen und als Madopar® auf dem Markt eingeführt.
Nach den Jahren der Euphorie über das neue Therapiekonzept folgte jedoch eine gewisse Ernüchterung. Es zeigte sich, dass die Wirkung von L-Dopa im Laufe der Behandlung nachlässt und dass Wirkungsfluktuationen auftreten, im Extremfall als «On-Off-Perioden», die den Betroffenen zwischen völliger Immobilität und leidlicher Beweglichkeit wechseln lassen. Die Zeit der ausgezeichneten Wirksamkeit von L-Dopa in den ersten Behandlungsjahren wurde schon früh als «Honeymoon-Phase» bezeichnet. Später kommt es dann immer häufiger zu Dyskinesien bzw. Hyperkinesien, die vor allem für die Umgebung störend wirken – besonders bei der Anflutung und in der «Peak-Dose»-Phase, d.h. beim maximalen Serumspiegel; ebenso auch zu «End-of-Dose»-Akinesien bei Dosisabnahme nach einigen Stunden. Dieser starke Wechsel im Befinden und in der Mobilität wird von den meisten Patienten als sehr belastend empfunden. Bis heute ist es auch Gegenstand der Diskussion, inwieweit durch L-Dopa die Entstehung freier toxischer Radikale und damit eine Progredienz der Erkrankung gefördert werden könnte. Trotzdem gilt die Substitution mit L-Dopa auf Grund der günstigen Wirkung jedenfalls zu Beginn der Behandlung nach wie vor als «Goldstandard» in der Parkinsontherapie.

In den auf die Einführung der L-Dopa-Therapie folgenden Jahren wurde intensiv nach weiteren Behandlungsmöglichkeiten gesucht.

Amantadin, welches ursprünglich als Virustatikum eingeführt wurde, konnte durch Zufall von Schwab 1969 als parkinsonwirksam erkannt werden. Erst sehr viel später wurde es als Glutamatantagonist identifiziert.

Calne et al. führten 1974 die ersten **Dopaminagonisten** Bromocriptin und Lisurid in die Therapie ein. Die weitere Entwicklung mit einer größeren Zahl von entsprechenden Substanzen zeigte, dass es sich um einen Meilenstein in der modernen Parkinsontherapie gehandelt hatte.

1975 erprobten Birkmayer und Riederer die Wirkung von Deprenyl bei Parkinsonkranken und konnten nachweisen, dass es die MAO-B-Aktivität blockiert und damit in der Therapie eine Dosisreduktion von L-Dopa ermöglicht wird. Dem **MAO-B-Hemmer** wird ein gewisser – allerdings noch nicht allgemein anerkannter – neuroprotektiver und damit den Gesamtverlauf der Krankheit günstig beeinflussender Effekt zugeschrieben.

1998 hat sich durch die Einführung der **COMT-Hemmer** ein weiteres neues Therapieprinzip etabliert.

Die Entwicklung der modernen, nicht destruierenden **neurochirurgischen** Verfahren der Tiefenhirnstimulation hat neuerdings die therapeutischen Optionen zusätzlich bereichert.

Durch die modernen Möglichkeiten der Parkinson-Therapie konnte zwar die Lebenserwartung der Kranken in etwa an die der Allgemeinbevölkerung angeglichen werden, jedoch bleiben in der Versorgung der Parkinson-Patienten noch viele Probleme, die eine weitere Forschung rechtfertigen, wobei insbesondere in die Stammzellentransplantation große Hoffnungen gesetzt werden.

4 Ätiologie

Mit über 80 Prozent der Erkrankungen überwiegt in der Häufigkeit bei weitem das idiopathische Parkinson-Syndrom (IPS), d.h. die eigentliche Parkinson'sche Erkrankung, deren Ursache nach wie vor ungeklärt ist.

Der Verlust der dopaminergen Neurone der Pars compacta der Substantia nigra mit Dopaminmangel im Bereich des Corpus striatum und den typischen Symptomen Ruhetremor, Rigor und Hypokinese wird von manchen Autoren als primär genetisch bedingt angesehen, jedoch mutmaßlich wesentlich durch exogene Faktoren moduliert. Die Penetranz gilt als nicht sehr hoch, so dass im klinischen Alltag eine familiäre Häufung dieser Krankheit ausgesprochen selten beobachtet wird. Allerdings besteht für Familienangehörige immerhin ein doppelt so hohes Risiko zu erkranken, d.h. bei über 60jährigen ein Erkrankungsrisiko von etwa 2 Prozent statt 1 Prozent. In den seltenen Fällen von familiärem Parkinsonismus wurden an mehreren Genloci der Chromosomen 2, 4 und 6 Defekte identifiziert. Es handelt sich dabei aber meist um einen juvenilen Krankheitsbeginn und um andere Verlaufsformen als bei den viel häufigeren Patienten mit späterem Beginn der Erkrankung. Gerade bei diesen älteren Parkinson-Patienten spielen Erbfaktoren meist eine geringe Rolle.

Dafür werden hier exogene Umwelteinflüsse in verstärktem Maße in Erwägung gezogen. Virale Infektionen, Herbizide, Pestizide und Schwermetalle sind neben anderen Einflüssen als auslösende Faktoren im Gespräch.

Man diskutiert heute als Ursache neben Exotoxinen auch vermehrt Endotoxine, vor allem freie Radikale und vor allem oxidativen Stress. Im Dopaminstoffwechsel und besonders beim Untergang der dopaminergen Neurone entstehende O_2-, NO-, OH- und weitere freie Radikale sowie defekte zelluläre Radikalentgiftungsmechanismen werden als bedeutungsvoll und toxisch wirksam angesehen. Das Ungleichgewicht zwischen metabolischen Prozessen, die vom Sauerstoff ableitbare Radikale produzieren, und Mechanismen, die diese Radikale inaktivieren, wird als «oxidativer Stress» bezeichnet. Die freien Radikale zerstören Membranlipide und andere Makromoleküle und können daher den Zelltod herbeiführen. Die gesteigerte Lipidperoxidation und eine verminderte Konzentration von Glutathionperoxidase und Katalase, d.h. Enzymen, die freie Radikale detoxifizieren, sprechen für diese Theorie. Eine erhöhte intrazelluläre Kalziumfreisetzung aktiviert zellschädigende Enzyme, die zum Nervenzelltod führen. Auch eine erhöhte Konzentration von Fe^{+++} wird als belangvoll angesehen.

Die Bedeutung einer vermehrten Apoptose als genetisch programmierter Zelltod wird heute unterschiedlich diskutiert. Immunologische Abnormitäten waren ebenfalls lange Zeit Thema der Diskussion.

Letztlich wird die Interaktion von Genom und Umwelt heute als pathogenetisch bedeutungsvoll gewertet, wobei die Penetranz eines bisher nicht bekannten Gendefektes, möglicherweise durch exogene Faktoren moduliert wird.

Ein **postenzephalitischer** Parkinsonismus wurde nach der in den Zwanzigerjahren des vergangenen Jahrhunderts epidemisch aufgetretenen Encephalitis lethargica häufiger beschrieben, stellt heute jedoch eine absolute Seltenheit dar. Ein **traumatisches** Parkinsonsyndrom ist möglich, aber selten und wird am ehesten noch bei Boxern mit häufigen K.-O.-Schlägen gesehen. Ein einmaliges Schädelhirntrauma ist wohl kaum geeignet, ein Parkinsonsyndrom hervorzurufen. **Intoxikationen** mit Kohlenmonoxid (CO) oder Mangan sind beschrieben worden, allerdings ist dies ebenfalls in der Praxis als Ursache einer Parkinsonsymptomatik extrem selten.

Stets abzugrenzen ist das **Parkinsonoid** als Begleiterscheinung bei der Behandlung mit hochpotenten Neuroleptika, welches besonders bei älteren Menschen nicht selten von Bedeutung ist. Diese Substanzen werden oft in niedriger Dosis als Tranquilizer verabreicht und können durchaus auch schon bei kurzdauernder Anwendung und vorliegender Disposition zu entsprechenden Symptomen führen.

Eine unbeabsichtigte Intoxikation mit MPTP (= 1-Methyl-4-Phenyl-1,2,3,6-Tetrahydropyridin) bei jugendlichen Heroinabhängigen in den USA führte zu einem Parkinson-Syndrom und fand als biochemisches Tiermodell für die Erkrankung in der weiteren Forschung Anwendung. Eine ähnliche Bedeutung hat die Substanz TaClo aus Tryptamin und Chloral der Würzburger Forschergruppe um Riederer.

Ein **vaskuläres** Parkinsonsyndrom ist umstritten, überschneidet sich mit der subkortikalen arteriosklerotischen Enzephalopathie (SAE) und muss von anderen Systemerkrankungen wie der Multisystematrophie abgegrenzt werden.

Unklar ist die negative Assoziation zu Nikotinkonsum. Raucher sollen seltener als Nichtraucher erkranken. Auch Koffeingenuss vermindert das Risiko, an Morbus Parkinson zu erkranken.

> Ganz allgemein gilt jedoch, dass das Alter den Hauptrisikofaktor, aber nicht die Ursache des Parkinsonsyndroms darstellt!

5 Pathogenese

Die Bezeichnung «extrapyramidale Störungen», die noch immer verwendet wird, würde wörtlich genommen sämtliche außerhalb der Pyramidenbahnen und ihrer Ursprungszellen liegende Strukturen betreffen. Eine derartig weite Definition war damit aber von jeher nicht gemeint und wäre auch nicht sinnvoll. Im Englischen ist dafür der Begriff «movement disorders» üblich. Man spricht daher heute überwiegend von Erkrankungen der **Basalganglien** (früher «Stammganglien»), d.h. des Corpus striatum mit Nucleus caudatus und Putamen, Globus pallidus, Substantia nigra und Nucleus subthalamicus. Es werden zwei Teile der Substantia nigra unterschieden, die zellreiche und pigmentierte Pars compacta und die zellärmere und weniger pigmentierte Pars reticularis. Die Basalganglien sind untereinander durch eine Vielzahl von Faserverbindungen verschaltet und durch eine große Zahl von Fasern mit kortikalen Arealen und benachbarten Kerngebieten verbunden. Als Neurotransmitter fungieren nicht nur Dopamin, sondern auch Glutamat, GABA (Gammaaminobuttersäure), Substanz P, Azetylcholin, Serotonin, Noradrenalin und weitere Substanzen.

Dopaminerge Bahnen sind unter anderem:

1. das nigro-striatale System, verantwortlich für die klinische Parkinson-Symptomatik
2. das mesokortikal mesolimbische System mit klinischer Bedeutung bei der Schizophrenie und bei Suchterkrankungen
3. das tubero-infundibuläre System, welches die Freisetzung von Prolaktin aus dem Hypophysenvorderlappen steuert.

Die Basalganglien haben eine wichtige Funktion in der Informationsverarbeitung, vor allem der Motorik mit Kontrolle der motorischen Funktionen, aber auch in den Bereichen der Kognition, der Affektivität und der Persönlichkeit. Eine mehrfache schleifenförmige Rückkoppelung der Informationen besteht zwischen den einzelnen Teilen der Basalganglien, anderen subkortikalen und kortikalen Strukturen, wobei unterschiedliche Neurotransmitter beteiligt sind.

Im Bereich der Motorik führen Erkrankungen der Basalganglien zu Veränderungen des Muskeltonus, der Willkürmotorik und der unwillkürlichen Bewegungen. Eine Erhöhung des Muskeltonus kann sich als Rigor manifestieren. Bei den choreatiformen Bewegungen ist er dagegen meist erniedrigt. Die Willkürmotorik wird durch komplexe Veränderungen des Muskeltonus, gestörte Halte- und Stellreflexe oder erschwerte Initiation ungünstig beeinflusst.

Bei der Parkinson'schen Erkrankung stehen zunächst Zelluntergänge im Bereich der Pars compacta der Substantia nigra im Vordergrund, dann solche im Bereich der nigro-striatalen Bahnen, aber auch degenerative Veränderungen im Bereich des Corpus striatum selbst, des Globus pallidus und einer ganzen Reihe anderer Hirnareale. Es kommt zum Verlust pigmentierter dopaminerger Neurone und zum Auftreten von Lewy-Körperchen, d.h. intraneuraler eosinophiler Einschlusskörper. Der daraus resultierende Dopaminmangel im Striatum ist charakteristisch für das Parkinson-Syndrom. Es ist aber sicher falsch, das Leiden nur als reine Dopaminmangel-Krankheit anzusehen.

Neu ist die Erkenntnis, dass sich die ersten Veränderungen in der Medulla oblongata manifestieren sollen.

Eine sichere Diagnose ist im Grunde – wie bei der Alzheimer-Erkrankung – nur postmortal möglich.

Histologisch finden sich in den betroffenen Zellen hyaline, kugelige, eosinophile so genannte **Lewy-Körper** (vom Berliner Neuropathologen Lewy erstmals beschrieben). Bisher ging man davon aus, dass die Erkrankung dann klinisch manifest wird, wenn schon 60 bis 70 Prozent der Zellen untergegangen sind. Die Dauer dieser präklinischen Phase wird heute kontrovers diskutiert. Wurde bisher ein Vorlauf zwischen 5 und 20 Jahren angenommen, so setzen neuere Erkenntnisse, die mittels funktioneller bildgebender Verfahren gewonnen wurden, die präklinische Phase mit 5 bis 10 Jahren an und gehen von einem Verlust von dopaminergen Neuronen von nur 30 bis 40 Prozent bei Beginn der klinischen Symptome aus, d.h. einem geringeren Ausmaß als bisher angenommen wurde.

Pathophysiologisch resultiert aus dem Zellverlust ein Mangel an Tyrosinhydroxylase und damit an Dopamin in den für die Bewegungsabläufe relevanten Basalganglien und als Folge davon ein Ungleichgewicht zugunsten von Azetylcholin und Glutamat. Darauf beruht die Wirksamkeit der Anticholinergika und der Amantadine als Glutamatantagonisten, mit denen ein Gleichgewicht, wenngleich auf niedrigerem Niveau zu erzielen versucht wird. Ein Mangel an Dopamin wird mit der Akinese in Verbindung gebracht, ein Zuviel an Azetylcholin mit Tremor und Rigor.

Betroffen sind auch der noradrenerge Locus coeruleus im Bereich der Pons und die serotonergen Raphe-Kerne, woraus sich die klinische Symptomatik einer zusätzlichen Depression erklären lässt, sowie der cholinerge Nucleus basalis Meynert an der Basis des Vorderhirns, wodurch die Korrelation mit kognitiven Leistungseinbußen bis hin zur Demenz nahe liegt.

Am primär degenerativen Krankheitsprozess ließ sich bisher nicht angreifen, sieht man von den immer wieder diskutierten Erwartungen an möglicherweise neuroprotektiv wirksame Substanzen ab, wozu die gesamten Dopaminagonisten, aber auch Selegilin gezählt werden.

Teil 2:

Klinische Manifestation und Diagnose

6 Leitsymptome

Klinisch ist das Parkinson-Syndrom durch die drei klassischen Leitsymptome Hypokinese, Rigor und Ruhetremor charakterisiert (**Tab. 6-1**). Rigor und Tremor werden als «Plus-Symptome» bezeichnet, die Akinese als «Minus-Symptom».

Tabelle 6-1: Typische Parkinson-Symptome

motorisch:	nicht-motorisch:
Hypokinese Rigor Ruhetremor posturale Instabilität	vegetative Zeichen psychische Störungen

Dazu kommen oft frühzeitig eine **Gang- und Haltungsinstabilität** mit Störung der posturalen oder Stellreflexe sowie vegetative Zeichen und psychische Störungen. Als typisch gilt ein einseitiger Beginn, ein progredienter Verlauf und ein anfangs gutes Ansprechen auf die Gabe von L-Dopa. Die Symptome sind jedoch durchaus unterschiedlich ausgeprägt, und das in Laienkreisen als so typisch angesehene Händezittern ist keineswegs obligat. Ein vorhandener asymmetrischer distaler Extremitätentremor in Ruhe kann andererseits als parkinsonspezifisch angesehen werden. Etwa 20 Prozent der Parkinsonkranken sollen im Krankheitsverlauf eine, allerdings durchaus unterschiedlich ausgeprägte, Demenz entwickeln.

7 Prägnanztypen und Krankheitsstadien

Nach dem Lebensalter bei Beginn der Erkrankung unterscheidet man:

- bei Beginn vor dem 40. Lebensjahr das juvenile Parkinson-Syndrom
- bei Beginn vor dem 50. Lebensjahr das Early-Onset-Parkinson-Syndrom
- bei Beginn zwischen dem 50. und dem 70. Lebensjahr das typische Manifestationsalter
- bei Beginn nach dem 70. Lebensjahr ein seniles Parkinson-Syndrom.

Diese Einteilung ist sinnvoll, da der Verlauf der Erkrankung und die Ausprägung der Symptome als etwas unterschiedlich in den einzelnen Altersstufen angenommen wird. In jüngerem Lebensalter dominiert die akinetisch-rigide Symptomatik, in höherem Lebensalter sind oft alle Krankheitssymptome einschließlich Tremor vorhanden, besonders ausgeprägt meist die Gangstörungen. Fluktuationen und Dyskinesien nach L-Dopa-Therapie sind in jüngerem Lebensalter häufiger, in höherem dagegen Psychose und Demenz.

Entsprechend den Leitsymptomen unterscheidet man drei **Prägnanztypen**:

1. **hypokinetisch-rigider Typ** mit im Vordergrund stehender Hypokinese
2. **tremordominanter Typ** mit frühzeitig ausgeprägtem Tremor
3. **Äquivalenztyp,** bei dem die einzelnen Symptome etwa gleichmäßig ausgeprägt vorhanden sind.

Der Tremordominanztyp gilt im allgemeinen als prognostisch günstiger, da von einer besseren Lebenserwartung und wenig gestörten übrigen Alltagsfunktionen ausgegangen werden kann; jedoch ist der Tremor oft medikamentös schlecht beeinflussbar.

Man unterscheidet drei **Krankheitsstadien**:

1. **frühes Krankheitsstadium:** Patienten sind sozial und beruflich meist noch voll integriert
2. **ausgeprägtes Krankheitsstadium:** zunehmend schwere soziale Beeinträchtigung
3. **Spätstadium einschließlich L-Dopa-Spätsyndrom:** meist Pflegefall mit vielfältigen schwersten Beeinträchtigungen im Alltag.

8 Frühdiagnose

Nur selten sind die genannten drei bzw. vier klassischen Leitsymptome bereits zu Beginn der Erkrankung nachweisbar.

> Die Diagnose eines Parkinson-Syndroms ist bisher immer noch rein klinisch.

Laborchemische Verfahren zur Diagnosestellung existieren nicht, kraniales CT und MRT sind normal. PET- und SPECT-Untersuchungen (letztere mit geringerem räumlichen Auflösungsvermögen) lassen eine Darstellung der Substantia nigra zwar zu, sind jedoch für die Praxis bisher nicht relevant und können auch nur als eventueller Baustein in der Differentialdiagnose angesehen werden. In neuester Zeit haben sich auch mittels der transkraniellen Sonographie gewisse Hinweise auf Veränderungen im Bereich der Substantia nigra ergeben.

Der **Beginn der Erkrankung** ist schleichend und oft für den Patienten kaum merklich. Es können ganz uncharakteristische Beschwerden vorhanden sein. Allgemeine Abgeschlagenheit, auch innere Unruhe, besonders als «rheumatisch» verkannte Schmerzen stehen oft im Vordergrund, insbesondere Schulterverspannungen, auch pseudoradikuläre Schmerzen in der betroffenen Körperseite. Die meist ohnehin im mittleren bis höheren Lebensalter stehenden Patienten suchen daher fast stets zuerst den Orthopäden auf, der erwartungsgemäß degenerative Veränderungen des Stütz- und Bewegungsapparates findet und behandelt. Erst nach einiger Zeit, wenn diese Behandlungsmaßnahmen erfolglos geblieben sind, erfolgt dann die Überweisung zum Neurologen. Dann finden sich leichte Bewegungsstörungen, ein zeitweises Zittern der Hände und eine nur inkonstant bemerkte Feinmotorikstörung.

In der Frühphase der Erkrankung sind «endogen» anmutende grundlose depressive Verstimmungen durchaus häufig, manchmal verbunden mit vegetativen Symptomen wie Obstipation und Hyperhydrosis, zum Teil in Form plötzlicher profuser Schweißausbrüche. Im Anfangsstadium wird auch oft über eine innere Unruhe geklagt. Allmählich kommt es dann zu den ersten motorischen Störungen. Die Handschrift ist frühzeitig betroffen, meist zunehmend kleiner und schlecht lesbar, was vielfach schon früh von aufmerksamen Angehörigen wahrgenommen wird. Sehr bald sind auch die repetitiven Bewegungen erschwert wie Zähneputzen und Rasieren, allgemein störend beim Musizieren, auch beim Trommeln und Klopfen. Früh werden auch differenzierte feinmotorische Bewegungen wie das Hemd zuknöpfen oder die Schuhe zubinden beeinträchtigt. Man findet dann eine Dysdiadochokinese, d.h. eine Störung der raschen harmonischen Drehbewegungen beider Hände (wie beim «Glühbirnen einschrauben»). Neuerdings wurden als Frühsymptome Riechstörungen und eine Störung der Farbdiskrimination beschrieben. Besonders die Wahrnehmung von Oregano – üblicherweise als Gewürz bei der Pizza verwendet («Pizza-Test») – und die Blau-Grün-Diskrimination sind frühzeitig vermindert.

Fortgeschrittene Frühsymptome sind:

- maskenhafte Starre des Gesichts
- Hypomimie
- mangelnder Lidschlag
- fehlendes Mitpendeln der Arme beim Gehen, anfangs ganz überwiegend einseitig
- zeitweiliger Ruhetremor der Hände (ein Haltetremor tritt meist sehr viel später auf)
- leise, wenig artikulierte Sprache
- zunehmende Verkleinerung des Schriftbildes (Mikrographie), das oft auch durch Tremoreinflüsse schlecht leserlich wird (**Abb. 8-1**)
- vermehrter Speichelfluss
- Salbengesicht
- vermehrte Schwitzanfälle im Rahmen gestörter Wärme- und Schweißregulation
- und ganz besonders der kleinschrittige, vornüber gebeugte Gang.

Auf eine Gangprüfung mit ausreichend langer Gehstrecke (z.B. im Flur) sollte bei der Untersuchung nie verzichtet werden. Im Alltag fällt dann zunehmend eine Erschwernis beim An- und Auskleiden und später auch beim Zerkleinern der Speisen auf. Einen Arm in den Jackenärmel zu stecken wird ebenso zum Problem, wie

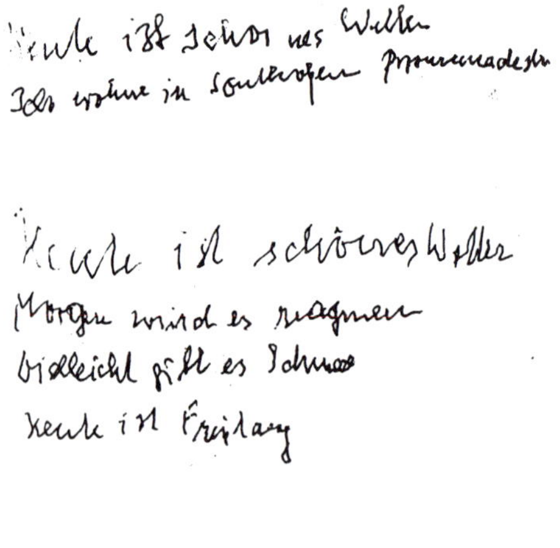

Abbildung 8-1: Typische Schriftprobe eines Parkinson-Patienten

Tabelle 8-1: Anamnestische Angaben in der Prodromalphase des Morbus Parkinson (nach Deuschl 1993)

unilateraler Tremor bei Aufregung
intermittierende subjektive Empfindungen wie • Bewegungsverlangsamung • unwillkürliche Muskelverspannungen • allgemeine Zittrigkeit
neu aufgetretene Ungeschicklichkeit
Störungen des harmonischen Bewegungsflusses
allgemeines Steifigkeitsgefühl
asymmetrische Körperhaltung (zumindest intermittierend)

sich selbst aus dem Sessel zu erheben oder sich nachts im Bett umzudrehen. Bei der Untersuchung kann ein leichter Rigor durch Aktivierung der kontralateralen Extremität verstärkt werden. Das Armschwingen ist frühzeitig beeinträchtigt, was sich durch rasches Drehen der Schultern des Patienten durch den Arzt prüfen lässt: Beim Gesunden schwingen beide Arme mit, beim Parkinsonkranken ist der vom Rigor betroffene Arm steif, der andere schwingt mit.

Frühzeitig fällt es den Betroffenen auch schwer, zwei Bewegungen gleichzeitig durchzuführen, etwa beim Gehen die Knöpfe eines Mantels zu schließen, den Kopf zu drehen oder ähnliches.

Die anamnestischen Angaben über eine Beeinträchtigung der Feinmotorik im Alltag (**s. Tab. 8-1**) und vor allem eine ergänzende Fremdanamnese mit entsprechender Bestätigung (**Tab. 8-2**)haben im diagnostischen Prozess eine ganz besondere Bedeutung.

> Für die Diagnosestellung essentiell ist zunächst eine Hypo- oder Bradykinese, also eine Bewegungsverlangsamung, zusätzlich zumindest eines der folgenden Symptome:
> - Rigor
> - Ruhetremor
> - Störung der Stellreflexe.

Auszuschließen ist stets eine sekundäre Genese, besonders durch Medikamente und hier vor allem durch die Einnahme von Neuroleptika.

Tabelle 8-3 fasst die klinischen Frühsymptome zusammen. Bei anfänglichen Zweifeln an der Diagnose besteht in der Praxis die Möglichkeit des Dopa-Tests: Man verabreicht 2 Tabl. Madopar LT®; wenn sich nach 30 bis längstens 60 min kein Effekt zeigt, spricht dies gegen ein idiopathisches Parkinson-Syndrom.

> Die L-Dopa-Sensitivität ist gerade in der Frühphase der Erkrankung eines der wichtigsten diagnostischen Kriterien.

Tabelle 8-2: Gezielte Fragen an den Patienten und die Angehörigen zur Frühdiagnose

- Pendelt ein Arm beim Gehen nicht richtig mit oder wird er etwas angewinkelt gehalten?
- Ist die Körperhaltung mehr vornüber gebeugt?
- Ist der Gang mehr kleinschrittig, schlurfend geworden oder stolpern Sie häufiger?
- Zittert eine Hand gelegentlich in Ruhe oder wenn sie entspannt aufliegt?
- Fallen diffizile Bewegungen der Hände schwerer als früher? Etwa kleine Knöpfe schließen? Oder sind beim Essen, z.B. beim Fleisch schneiden, Auffälligkeiten aufgetreten?
- Ist die Schrift kleiner und schlechter lesbar geworden?
- Bestehen häufiger ziehende Schmerzen im Nacken-Schulter-Bereich?
- Ist das Geruchsvermögen beeinträchtigt, speziell für Oregano (Pizza)?
- Ist die Stimme etwas leiser, monotoner oder schlechter verständlich geworden (vor allem am Telefon)?

Tabelle 8-3: Klinische Frühzeichen der Erkrankung (nach Deuschl 1993)

faziale Hypokinese: oft einseitige Minderung der Mimik («latente Fazialisparese»), Verminderung der Blinkrate (unter 5 pro Minute)
Extremitätenhypokinese: vermindertes Mitpendeln der Arme beim Gehen (überwiegend einseitig); Schriftbildveränderungen
axiale Hypokinese: verminderte Standstabilität
rigorbedingte Frühsymptome: spontane leichte Beugung im Ellbogen- und/oder im Handgelenk, Vorbeugung des Kopfes, Vorbeugung des Oberkörpers
tremorbedingte Frühsymptome: Ruhetremor, das am meisten spezifische Symptom für den Morbus Parkinson

In der Klinik kann zur Überprüfung der dopaminergen Response auch Apomorphin s.c. verabreicht werden, allerdings unter vorheriger Gabe von Motilium (Domperidon®) und eines Antihypotonikums wegen der Gefahr, Erbrechen und einen Blutdruckabfall auszulösen. Vor allem durch einen Blutdruckabfall kann eine gewisse Gefährdung des Patienten eintreten, weshalb in der Praxis davon abzuraten ist.

Besteht ein ausreichender Krankheitsverdacht, kann Levodopa auch durchaus in der üblichen langsamen Aufdosierung verabreicht werden. Bei einem idiopathischen Parkinson-Syndrom ist unter wenigstens 4-mal 62,5 mg Madopar® o.ä. innerhalb vom längstens zwei bis drei Wochen eine eindeutige Besserung zu erwarten. Bleibt diese aus, ist die Diagnose sehr kritisch zu überdenken und weiter differentialdiagnostisch abzuklären.

Für Nicht-Neurologen fasst **Tabelle 8-4** noch einmal den Gang der neurologischen Untersuchung zusammen.

Tabelle 8-4: Die neurologische Untersuchung

Die **Anamnese** steht zeitlich und in der Bedeutung an erster Stelle und ist in den meisten Fällen für die Diagnose entscheidend!

Bei der **Untersuchung** gilt es, ein festes Untersuchungsschema einzuhalten. Es besteht sonst die Gefahr, dass Einzelheiten übersehen und vergessen werden. Auch bei scheinbar lokalisierten Störungen sollte ein vollständiger Status erhoben werden (eine Beinparese kann z. B. lokal oder zentral bedingt sein). Eine ruhige Umgebung und ausreichend Zeit sind bei der Untersuchung essentiell. Den Patienten zunächst entspannen lassen. Günstig ist eine Untersuchungsliege, die von beiden Seiten erreichbar ist. Prüfungen sollten immer im Seitenvergleich erfolgen! Dabei ist die Mitarbeit des Patienten stets unverzichtbar. Eigentlich sind nur die Reflexe, Muskelatrophien und einzelne Hirnnervenausfälle «objektiv», alles andere bedarf der Mitarbeit des Untersuchten.

Als erstes erfolgt die **Inspektion** – man sollte den Gesamteindruck auf sich wirken lassen. Wie ist die Mimik des Untersuchten? Wie der Gang beim Betreten des Untersuchungszimmers? Auch Äußerlichkeiten im Erscheinungsbild registrieren!

Eine wenigstens orientierende **internistische Untersuchung** gehört grundsätzlich zum neurologischen Status! Die Blutdruckmessung ist obligat!

Untersuchung der Hirnnerven:

I:	Geruchsprobe (beim Parkinson-Syndrom heute zur Frühdiagnose von Bedeutung!)
II:	genaue Sehprüfungen macht der Augenarzt, orientierend aber Visus und Gesichtsfeld prüfen, Augenhintergrund ist notwendig (Gefäßsklerose!)
III, IV, VI:	Ptosis, Horner-Syndrom, Augenmotilität (Blickparese, vertikal!), Doppelbilder (welche Richtung?), Nystagmus, Pupillen (Weite, Differenz, Licht- und Konvergenzreaktion)
V:	Sensibilität im Gesicht prüfen, Cornealreflex
VII:	einfach zu prüfen, peripher versus zentral? (Stirn- und Augenast beachten)
VIII:	genaue Hörprüfung durch den HNO-Arzt, orientierend Stimmgabel (Weber= Lateralisation, Rinne = Luft leitet besser als Knochen)
IX, X:	nach Schluckstörungen fragen, Speichelsee, Gaumensegelhebung, Dysarthrie, Würgereflex
XII:	Zungenmotilität, Abweichen der Zunge beim Herausstrecken? Atrophie der Zungenmuskulatur? Bei Bedarf Geschmacksprüfung ergänzen!

Meningismus und Rigor der Nackenmuskulatur prüfen! Carotisstenosegeräusch? Zeichen nach Kernig (bei gestreckten Beinen pathologisch Beugung im Kniegelenk), nach Brudzinski (bei Nackenbeuge pathologisch Beugung im Kniegelenk), Lhermitte'sches Zeichen (elektrisierender Schmerz zwischen den Schulterblättern bei Nackenbeuge)?

Peripherie: **Reflexe** (eventuell gebahnt durch Jendrassik-Handgriff), Eigen- oder Fremdreflexe. RPR+BSR = C5/6, TSR = C6/7. PSR = L4, Tib.-post.-Reflex = L5, ASR = S1. Glabella- oder Orbicularis-oculi- Reflex bei Parkinson-Syndrom gesteigert.

Tonus der **Muskulatur** prüfen (Spastik = federnder Dehnungswiderstand mit Taschenmesserphänomen, Rigor = gleichmäßig, zähflüssig, wächsern; besonders am Handgelenk prüfen, oft dabei Zahnradphänomen) – oder ist der Muskeltonus schlaff? Auf Faszikulationen achten, Muskelatrophien? Pyramidenbahnzeichen auslösbar (Trömner, Babinski, Oppenheim, Gordon)? Prüfung der groben motorischen Kraft (Parese=teilweise/Plegie=vollständig), Kraftgrad 0/5 bis 5/5 (0=aufgehoben, 3=gegen Schwerkraft, 5=voll erhalten).

Am Daumen lassen sich alle drei Unterarmnerven prüfen: Adduktion=N. ulnaris (M. adductor pollicis), Extension = N. radialis (M. extensor pollicis longus), Abduktion = N. medianus distal (M. abductor pollicis brevis), Beugung im Endgelenk=N. medianus proximal (M. flexor pollicis longus).

(**Tabelle 8-4:** Fortsetzung)

Sensibilität: Berührung – Schmerz – Zwei-Punkt-Diskrimination – Temperaturempfindung – Vibrationsempfinden (Pallästhesie) mit Stimmgabel C128. Dermatome: C3/4 = Clavicula, Th 4 = Mamille, Th 10 = Nabel, L1 = Leistenbeuge, L5 = Großzehe, S1 = äußerer Fußrand. Stereognosie (Gegenstände ertasten lassen) ist kortikale Leistung!

Koordination: Finger-Nasen-Versuch (FNV), Finger-Finger-Versuch (FFV), Knie-Hacken-Versuch (KHV), Diadochokinese (Handdrehung wie Glühbirne einschrauben), Rebound-Phänomen, Tremor (Ruhe-, Halte-, Intentionstremor), Schriftbild (Schriftprobe erforderlich!)

Gangprüfung: Wichtig: Patienten gehen lassen! Auf Mitpendeln der Arme achten, kleinschrittiger Gang? rasche Drehbewegungen möglich? Stoßtest = Anstoßen des Untersuchten (und Festhalten!), Wernicke-Mann-Gangbild? Gangataxie? breitbeinig-ataktisch? Steppergang? oder staksiger Gang der Muskelkranken? Romberg'scher Stehversuch, Unterberger'scher Tretversuch und Strichgang mit offenen und geschlossenen Augen prüfen

Die Untersuchung der **Wirbelsäule** gehört zum neurologischen Status! Beweglichkeit der HWS und LWS? Bei mangelnder Mitwirkung ablenken, Finger-Boden-Abstand versus Finger-Zehen-Abstand beim Langsitz mit gestreckten Armen und Beinen. Lokaler Klopfschmerz? Auf Muskelverspannungen achten, Druckdolenz der Valleix'schen Punkte? Radikuläre Symptomatik mit motorischen oder sensiblen Ausfällen?

Bei diffusen **Hirnschäden:** Greifreflex, Schnauzphänomen (beim Berühren der Lippen werden sie vorgestülpt wie beim Säugling), Palmomentalreflex.

Sprache: Sprach- oder Sprechstörungen (Aphasie versus Dysarthrie), Broca-Aphasie (Telegrammstil), Wernicke-Aphasie (Paragrammatismus, phonematische («Tisch-Fisch») oder semantische Paraphasien («Tisch-Bett»), amnestische Aphasie (Wortfindungsstörungen), Sprachproduktion, Sprachfluss, andere Teilleistungsstörungen wie Apraxie, Agnosie, Akalkulie prüfen!

Psychischer Befund orientierend stets erforderlich: Bewusstseinslage (Somnolenz, Sopor, Koma), Antrieb, Affekte, kognitive Leistungsfähigkeit: Wahrnehmung, Auffassung, Merkfähigkeit, Gedächtnis, Denkablauf, formal, inhaltlich. Psychotische Elemente: optische oder akustische Halluzinationen? Illusionäre Verkennungen? Sinnestäuschungen, Wahnwahrnehmungen, Beziehungs-, Verfolgungs- oder Beeinträchtigungsideen?

Einfache **psychologische Testuntersuchungen** je nach Bedarf anschließen (Mini-Mental-Status), Alltagswissen, Zahlen abziehen lassen (100 minus 7 fortlaufend), eine Geschichte nacherzählen lassen. Prüfung abhängig von der intellektuellen Ausgangsposition!
Grundsätzlich **Fremdanamnese** wichtig! Aber dazu Einverständnis des Untersuchten einholen!

Am **Ende der Untersuchung** ist eine orientierende und ordnende Zusammenschau erforderlich:

- topische Diagnose: uni- oder multilokulär? Zerebral – peripher?
  Halbseitensymptomatik – diffus zerebral? Hirnnervenausfall? Kleinhirn?
  Hyperkinetisch – hypokinetisch? Rückenmarksprozess – periphere Läsion?
  Medulläre – spinal-radikuläre Symptomatik?
  Polyneuropathie – einzelne periphere Nervenstörung – Myopathie?
  Querschnittssyndrom- Vorderhornprozess? Anfallsleiden? Meningitis?
- überhaupt organische oder eher funktionelle bzw. somatoforme Störung?
  Auslösende seelische Ursache?

Diese grundlegenden Überlegungen zu einer wenigstens annähernden topischen Zuordnung sind stets nach der neurologischen Untersuchung erforderlich.

Erst nach der klinisch-neurologischen Untersuchung und den Überlegungen zur topischen Lokalisation sollte der **gezielte Einsatz technischer Zusatzdiagnostik** erfolgen! Nie umgekehrt!

9 Diagnose des ausgeprägten Krankheitsbilds

Das voll ausgeprägte Krankheitsbild stellt für den Erfahrenen eine Blickdiagnose dar (**Abb. 9-1**, zu den diagnostischen Kriterien siehe **Tab. 9-1, 9-2, 9-3**). Bei der Untersuchung findet sich meist ein ausgeprägter **Rigor**, subjektiv als Steifigkeitsgefühl empfunden, d.h. eine zähflüssige Tonuserhöhung der Extremitäten («wie Biegen eines Bleirohres»), im typischen Fall zumindest anfangs einseitig betont mit dem charakteristischen **Zahnradphänomen** bei der passiven Bewegung, meist besonders gut am Hand- und Ellenbogengelenk prüfbar. Wenn man ein Gelenk mehrmals passiv durchbewegt, hat man durch die rhythmische Unterbrechung der Tonuserhöhung den Eindruck, ein Zahnrad zu bewegen. Typisch auch der **Kopffalltest** («head-drop-test»): Wenn beim liegenden Patienten der Kopf von der Unterlage gehoben und dann schnell losgelassen wird, sinkt er nur langsam auf die Unterlage zurück. Beim **Stuhl-Kipp-Versuch** wird der Stuhl des sitzenden Patienten ohne Vorwarnung kurz nach hinten gekippt: Dann kippt auch der Parkinson-Kranke nach hinten, während der Gesunde die aufrechte Körperhaltung beibehält. Es findet sich auch eine fehlende Habituierung des Glabellareflexes (Orbicularis-oculi-Reflex) beim Beklopfen der Glabella. Beim Barfußgehen wird bei Krallenstellung der Zehen oft der Fuß nicht abgerollt, sondern als Ganzes aufgesetzt.

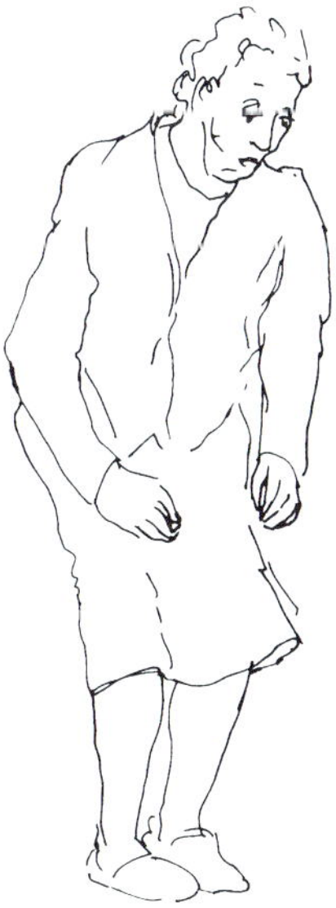

Abbildung 9-1: Typische Haltung eines Parkinson-Patienten (aus Seggelen 2001)

Tabelle 9-1: Diagnostische Kriterien für das Vorliegen eines idiopathischen Morbus Parkinson

Leitsymptome

- Brady- oder Hypokinese
- Rigor
- Ruhetremor (4 bis 6 Hz)
- posturale Störung

diagnosestützende Kriterien

- unilateraler Beginn und/oder persistierende Asymmetrie der Symptomatik
- persistierender typischer, unkomplizierter Ruhetremor
- langjähriger, typischer progressiver Verlauf ohne «Systemüberschreitung»
- eindeutige Besserung auf L-Dopa

Tabelle 9-2: Positive Kriterien für die Parkinson-Krankheit

- Bradykinese, Rigor, Ruhetremor, Störung posturaler Reflexe
- einseitiger Beginn und persistierende Seitenasymmetrie
- progressiver Krankheitsverlauf
- gutes Ansprechen auf L-Dopa, vor allem zu Beginn
- Verlauf über mehr als 10 Jahre

Tabelle 9-3: Ausschlusskriterien für die Parkinson-Krankheit

- apoplektiformer Beginn
- Remissionen im weiteren Verlauf
- Enzephalitis in der Vorgeschichte
- okulogyre Krisen
- Neuroleptikaeinnahme bei Beginn der Symptomatik
- ausschließlich einseitige Zeichen noch nach mehr als 3Jahren
- supranukleäre Blickparese oder zerebelläre Zeichen
- sehr früh ausgeprägte Störungen des autonomen Nervensystems
- positives Babinski'sches Zeichen
- sehr früh einsetzende Demenz
- fehlendes Ansprechen auf L-Dopa zu Beginn der Behandlung

Als für den Morbus Parkinson **atypische** Krankheitssymptome gelten

- schnelle Krankheitsprogredienz
- ausgeprägter Ante- oder Retrocollis
- häufige Stürze in den ersten Jahren der Erkrankung
- frühzeitige deutliche Dysarthrie und Dysphagie
- kortikale Symptome wie Aphasie, Dyspraxie und auch Pyramidenbahnzeichen
- frühzeitig ausgeprägte autonome Störungen wie Inkontinenz, schwere arterielle Hypotonie u.a.
- Synkopen
- zerebelläre Symptome

Die entscheidende Beeinträchtigung stellt jedoch die allgemeine Hypo- oder Akinese, d. h. die Bewegungsarmut in allen motorischen Abläufen dar. Rasche Bewegungen sind dann nicht mehr möglich. Der kleinschrittige Gang, die Starthemmung beim Beginn des Gehens, die Unfähigkeit, rasch anzuhalten, die Erschwernis rascher Drehbewegungen mit vielen kleinen Wendeschritten als Ausdruck der axialen Akinese, die Mühe, allein aus einem Sessel aufzustehen, das förmliche Kleben der Füße am Boden, ein «Freezing», d. h. eine plötzliche Bewegungshemmung besonders in engen Räumen oder beim Gang durch eine enge Türe, sind typische Symptome. Ebenso charakteristisch ist die vornübergebeugte Haltung, die Propulsion mit der Fallneigung nach vorne und die Festination, d. h. der immer schneller werdende Gang mit der Gefahr, schließlich nach vorne zu fallen, letztlich als Ausdruck der Propulsion beim Gehen. Typisch sind die Schwierigkeiten, Bewegungen zu starten und zu bremsen.

Die posturale Instabilität findet sich meist in den späteren Stadien der Erkrankung. Der Stoßtest wird dann positiv, d. h. beim Anstoßen kann sich der Patient nicht abfangen und droht zu fallen (und muss daher beim Untersuchen gehalten werden). Auch das nächtliche Umdrehen im Bett ist erschwert, was wiederum den Schlaf sehr beeinträchtigt.

Sehr charakteristisch ist eine Hypomimie, d. h. eine starre Mimik und ein seltener Lidschlag. Eine häufige Hypersalivation, d. h. eine scheinbar vermehrte Speichelproduktion wurde früher als vegetatives Zeichen gewertet und wird heute als durch verringertes Schlucken bedingt angesehen. Hinzu kommt die leise, wenig modulierte, tonlose Stimme, auch als Hypophonie bezeichnet, mit Palilalie, d. h. häufigen Wortwiederholungen.

Als beweisend gilt aber letztlich der Ruhetremor bei entspannt auf einer Unterlage liegendem Arm oder bei hängenden Armen im Stehen, verstärkt bei vermehrter Konzentration. Allein durch Rückwärtszählen oder beim Strichgang mit geschlossenen Augen kann ein latenter Ruhetremor verstärkt werden. Die klassische Frequenz des Parkinsontremors liegt um 5 Hz und wird bildhaft als «Pillendrehen» beschrieben. In späteren Stadien kann ein Haltetremor hinzutreten. Der Tremor wird ganz allgemein bei emotionaler Anspannung und Erregung sowie bei willkürlicher Muskelanspannung und Bewegungsintention verstärkt.

Eine Dyskinesie ist stets ein Therapienebeneffekt, kein eigenständiges Parkinsonsymptom!

Neben den motorischen kommt auch den nicht-motorischen Symptomen Bedeutung zu. Darunter versteht man vegetative, sensorische und psychische Symptome.

Von den vegetativen Symptomen sind orthostatische Dysregulationen, Blasenfunktions- und Erektionsstörungen, Obstipation, Schweißausbrüche, Salbengesicht, Seborrhoe und Schluckstörungen mit Hypersalivation häufig im weiteren Krankheitsverlauf.

Tabelle 9-4: Depression beim Morbus Parkinson

- Depressionen treten bei 40 bis 50 Prozent der Parkinson-Patienten auf.
- Sie können der Manifestation motorischer Symptome durchaus längere Zeit vorausgehen.
- Das Erscheinungsbild der Depressionen ähnelt dem des Morbus Parkinson, so dass die richtige diagnostische Zuordnung oft erschwert ist.
- Ursächlich wird die Beteiligung serotonerger und noradrenerger neben den dopaminergen Störungen diskutiert.

An **sensorischen Symptomen**, die bisher relativ wenig Beachtung fanden und doch bei etwa 40 Prozent der Patienten vorliegen sollen, bestehen unspezifische Schmerzen und Parästhesien, die sehr variabel sein können und sehr wenig fassbar sind, Sehstörungen mit verminderter Sehschärfe und Störungen der Farbdiskrimination sowie Geruchsstörungen. Oft ist schwer zu entscheiden, inwieweit primäre Krankheitssymptome oder Nebenwirkungen der Medikamente vorliegen.

Psychische Symptome kommen in unterschiedlicher Ausprägung vor. In etwa 30 Prozent geht eine grundlose «endogen» anmutende depressive Phase (**Tab. 9-4**) den körperlichen Symptomen voraus, was interessante Aspekte hinsichtlich weiterer gestörter Neurotransmitterregulationen aufzeigt. Natürlich liegt es nahe, im weiteren Krankheitsverlauf von zusätzlichen reaktiven Komponenten einer Depression auf Grund der immer mehr beeinträchtigten Alltagsfunktionen und der subjektiv schmerzlich erlebten Hinfälligkeit mit Abhängigkeit von der Umgebung auszugehen. Bei bis zu 40 Prozent der Betroffenen kommen auch Angststörungen vor. Später tritt dann – allerdings nicht obligat – bei manchen Kranken eine Verlangsamung seelischer Abläufe auf, die früher als Bradyphrenie bezeichnet wurde und heute einem hirnorganischen Psychosyndrom bzw. einer sich möglicherweise entwickelnden subkortikalen Demenz zugeordnet wird. Die Zahlen aus der Literatur dazu sind unterschiedlich, man geht aber von rund 20 Prozent Häufigkeit einer Demenz bei Parkinson-Patienten aus.

Bildgebende Verfahren wie kraniale Kernspintomographie (MRT) und CT sind im Augenblick noch zur Differentialdiagnose zu anderen Krankheitsbildern erforderlich. Inwieweit in kommenden Jahren die funktionelle Bildgebung, einschließlich SPECT (Single-Photon-Emission-Computed-Tomography) und PET (Positronenemissionstomographie) in der Praxis Bedeutung erlangen wird, muss abgewartet werden. Ähnliches gilt für die molekularbiologischen Verfahren. Die aufwändige und mit hohen Kosten verbundene PET-Diagnostik gilt als Goldstandard, die SPECT-Untersuchung ist mit weniger Aufwand verbunden. Die 1,2,3-Jodobenzamin-(IBZM)-SPECT-Untersuchung hat in der Klinik eine gewisse Bedeutung für die Differentialdiagnose zwischen typischen und atypischen Parkinson-Syndromen erlangt. Damit lassen sich die postsynaptischen Dopaminrezeptoren darstellen und prä- von postsynaptischen Störungen unterscheiden. Letztere sprechen schlecht auf die dopaminerge Therapie an, da die Rezeptoren vermindert sind. Die DaTSCAN-SPECT-Untersuchung stellt den Dopamintransport im präsynaptischen dopaminergen Neuron dar.

10 Krankheitsverlauf und Stadieneinteilung

Der Verlauf der Erkrankung ist sehr unterschiedlich.

Halbseitiger Beginn mit guter Ansprechbarkeit auf L-Dopa gilt als prognostisch günstig, auch der Tremor-Dominanztyp führt seltener zu einer schwerwiegenden Behinderung oder zu einer dementiellen Entwicklung. Intraindividuell ist der Verlauf ebenfalls sehr variabel. Rasche Progredienz ist ebenso möglich wie langsamer Verlauf und Stillstände mit Plateaubildung der Symptomatik. Ein sehr früher Krankheitsbeginn geht aber im allgemeinen mit einer verkürzten Lebenserwartung einher.

Man geht davon aus, dass für die weitere Prognose der Progredienz der Erkrankung die noch bestehende Symptomatik fünf Jahre nach Beginn des Krankheitsbildes von entscheidender Bedeutung ist.

Die Spätstadien der Erkrankung sind meist durch zunehmende Pflegebedürftigkeit charakterisiert. Es dominiert die Bewegungseinschränkung, die immer mehr den Tagesablauf bestimmt und zu einer zunehmenden Abhängigkeit von der Umgebung führt. Fast stets ist dies im Rahmen der Behandlung mit der Symptomatik des L-Dopa-Spätsyndroms mit Fluktuationen bzw. Dyskinesien und Akinese verknüpft. Zusätzliche Komplikationen durch weitere Erkrankungen wie Pneumonien und durch Stürze führen schließlich nicht selten zum Tod.

Quantifizierung der Krankheitsstadien: Die Skalen nach Hoehn und Yahr bzw. nach Webster erfassen und werten einzelne gestörte Teilfunktionen und ermöglichen einen inter- und intraindividuellen Vergleich:

- Die Krankheitsstadienskala nach Hoehn und Yahr (**Tab. 10-1**) ist in Deutschland in der Praxis auf Grund seiner einfachen Anwendbarkeit das am häufigsten verwandte Einteilungsschema.
- Webster-Rating-Scale (**Tab. 10-2**): Für zehn Einzelkriterien (Bradykinese der Hände, Rigor, Haltung, Mitschwingen der Arme, Gangbild, Tremor, Mimik des Gesichts, Seborrhöe, Sprechen, Selbständigkeit) werden jeweils Punktwerte von 0 bis 3 vergeben, wobei der höchste Einzelwert bei 3 und die höchste Gesamtpunktzahl bei schwerstem Parkinson-Syndrom bei 30 liegt.
- UPDRS-Skala (= Unified Parkinson's Disease Rating Scale): Zu Forschungszwecken findet diese Skala international immer häufiger Anwendung und wird in der wissenschaftlichen Literatur, auch bei Therapiestudien oft zitiert.
- Abnormal Involuntary Movement Scale (AIMS): Sie erfasst die Ausprägung der vorhandenen Dyskinesien. Für die Praxis spielt sie keine wesentliche Rolle.

Tabelle 10-1: Krankheitsstadien des Parkinson-Syndroms nach Hoehn und Yahr

Stadium I:	Einseitige Symptomatik, ohne oder allenfalls mit geringer Beeinträchtigung
Stadium II:	Beidseitige Symptomatik, keine Gleichgewichtsstörungen
Stadium III:	Geringe bis mäßige Behinderung, gestörte Stellreflexe mit Unsicherheit beim Umdrehen und bei Außenreizen, posturale Instabilität, Arbeitsfähigkeit in Abhängigkeit vom Beruf noch zum Teil erhalten
Stadium IV:	Vollbild mit starker Behinderung, Patient kann zwar noch Gehen und Stehen, benötigt aber Hilfe bei Verrichtungen des täglichen Lebens
Stadium V:	Patient ist an Rollstuhl oder Bett gebunden, pflegebedürftig und ständig auf Hilfe Dritter angewiesen

Man geht davon aus, dass unbehandelt die Patienten durchschnittlich nach 14 Jahren das Stadium V nach Hoehn und Yahr erreichen, dass aber unter der modernen Therapie mit L-Dopa die Patienten drei bis fünf Jahre länger auf jeder Stufe der Hoehn-Yahr-Skala gehalten werden können, so dass im Mittel 20 Jahre vergehen, bis es zur Pflegebedürftigkeit kommt.

Akute Gefahren im Spätstadium der Erkrankung und bei Verschlechterung der Parkinson-Symptomatik sind:

- Stürze mit eventuellen Frakturen
- Schluckprobleme mit Aspirationsgefahr
- Infektionen, besonders der Atemwege, aber auch der Harnwege
- durch die Zusatzerkrankungen bedingte Krankenhausaufenthalte mit weiter ausgedehnter medikamentöser Behandlungsbedürftigkeit, entsprechenden Medikamenteninteraktionen und weiterer Verschlimmerung der Symptomatik
- Depressionen mit zunehmendem sozialen Rückzug.

Tabelle 10-2: Webster-Rating-Scale

1. Bradykinesie der Hände, inklusive Schreiben	0 = normal 1 = angedeutet verlangsamt 2 = mäßig verlangsamt, Schreiben stark beeinträchtigt 3 = schwer verlangsamt
2. Rigor	0 = normal 1 = angedeutet 2 = mäßig 3 = schwer, trotz Medikamenten nachweisbar
3. Haltung	0 = normal 1 = leicht vornübergebeugt 2 – Armflexion 3 = stark vornübergebeugt und Flexion von Arm und Hand sowie Knie
4. Mitschwingen der oberen Extremitäten	0 = beidseits gut 1 = ein Arm vermindert 2 = ein Arm schwingt nicht 3 = beide Arme schwingen nicht
5. Gang	0 = normal, Umdrehen mühelos 1 = verkürzte Schritte, verlangsamtes Drehen 2 = stärkere Verkürzung der Schritte, Aufschlagen beider Fersen am Boden 3 = schlürfende Schritte, zeitweise blockiert, Umdrehen sehr langsam
6. Tremor	0 = keiner 1 = weniger als 2,5 cm Ausschlag 2 = über 10 cm 3 = über 10 cm, konstant, Essen und Schreiben unmöglich
7. Gesicht	0 = normal 1 = angedeutete Hypomimie 2 = deutliche Hypomimie, Lippen zeitweise offen, Speichelfluss ausgeprägt 3 = Maskengesicht, Mund offen, Speichelfluss sehr ausgeprägt
8. Seborrhoe	0 = keine 1 = vermehrtes Schwitzen 2 = ölige Haut 3 = starkes Sekret im Gesicht
9. Sprache	0 = normal 1 = verminderte Modulation, gutes Stimmvolumen 2 = monoton, nicht mehr moduliert, beginnende Dysarthrie, beginnende Verständigungsschwierigkeiten 3 = ausgeprägte Verständigungsschwierigkeiten
10. Selbstständigkeit	0 = nicht beeinträchtigt 1 = leicht beim Ankleiden behindert 2 = Hilfe in kritischen Situationen erforderlich, alles sehr langsam 3 = unfähig, sich anzukleiden oder zu essen bzw. allein zu gehen

11 Differentialdiagnose der Gang- und Bewegungsstörungen im Alter

Vaskuläres Parkinson-Syndrom

Der Begriff des arteriosklerotischen Parkinsonismus ist problematisch. Ein vaskuläres Parkinson-Syndrom ist noch nicht präzise genug definiert. Das Krankheitsbild wird von manchen Autoren abgelehnt, von anderen als eigene Krankheitsentität dagegen anerkannt. Angaben zur Prävalenz sind in der Literatur sehr unterschiedlich und variieren von 0,3 Prozent bis 42 Prozent! Dies beruht auf verschieden definierten Einschlusskriterien. Immerhin sollen bis zu 38 Prozent der von einem lakunären Hirninfarkt betroffenen Patienten nach einem Jahr unter Parkinson-Symptomen leiden.

Mutmaßliche Kennzeichen sind zusätzlich zur Parkinson-Symptomatik allgemeine Zeichen einer Hirnarteriosklerose, vorausgegangene zerebrale Insulte, insgesamt ein akuter Krankheitsbeginn, pseudobulbäre Symptome, häufiger Gangstörungen mit Freezing, häufiger posturale Instabilität und gehäufte Stürze, von Anfang an neurologische Herdsymptome, der Nachweis von Pyramidenbahnzeichen, öfters Inkontinenz, frühzeitig organisch-psychische Störungen bis hin zur Demenz. Meist ist die untere Körperhälfte mehr betroffen, im Englischen wird diese Konstellation als «lower half parkinsonism» bezeichnet.

Der Tremor ist meist weniger ausgeprägt, vor allem findet sich kein Ruhetremor, eher noch ein orthostatischer Tremor. Es sind meist ältere Patienten betroffen. In den bildgebenden Verfahren lassen sich Zeichen der Durchblutungsstörung, der Mikroangiopathie und abgelaufener Infarkte sowie eine Hirnatrophie darstellen. Die Kranken sprechen meist nur wenig auf dopaminerge Medikamente an.

Die Übergänge zur subkortikalen arteriosklerotischen Enzephalopathie (SAE oder Morbus Binswanger) sind fließend und es kommt hier ebenfalls zu einer parkinsonartig anmutenden Gangstörung. Für diese zerebrale Mikroangiopathie ist ein langjähriger Bluthochdruck obligat. Typisch ist der kleinschrittige, aber breitbasige Gang, die Dysbasie und eine subkortikale Demenz. Im kranialen CT und MRT finden sich im Marklager Demyelinisierungen der weißen Substanz, die als Leukoaraiose bezeichnet werden.

Ein Hemiballismus als Folge eines lakunären Infarktes im Nucleus subthalamicus ist durchaus geläufig.

Therapeutisch können Thrombozytenaggregationshemmer versucht werden. L-Dopa-Präparate und Dopaminagonisten zeigen meist eine unbefriedigende Wirkung.

Multisystematrophie (MSA)

MSA («multiple system atrophy») ist eine eigenständige, sporadische, progredient verlaufende neurodegenerative Erkrankung mit unterschiedlichen Kombinationen von Symptomen eines Parkinson-Syndroms, einer Kleinhirnerkrankung, einer Pyramidenbahnläsion und einer Funktionsstörung des autonomen Nervensystems. Sie umfasst die früheren Krankheitsbezeichnungen striato-nigrale Degeneration, olivo-ponto-zerebelläre Atrophie, idiopathische orthostatische Hypotension oder Shy-Drager-Syndrom. Man unterscheidet auch heute schwerpunktmäßig eine parkinsonartige (MSA-P = striato-nigrale Degeneration) mit etwa 80 Prozent Häufigkeit von einer vorrangig zerebellären Verlaufsform (MSA-C = olivo-ponto-zerebelläre Atrophie) mit etwa 20 Prozent.

Etwa 90 Prozent der Patienten zeigen ausgeprägte Parkinson-Symptome, die nur bei einem Drittel durch L-Dopa gebessert werden können. Der Beginn der Erkrankung liegt zwischen dem 45. und 60. Lebensjahr. Die Prognose ist ungünstig und die Ursache unklar. Die Erkrankungsdauer beträgt meist 7 bis 9 Jahre.

Anfangs kommt es oft zu ausgeprägter orthostatischer Hypotonie und Synkopen, frühzeitigen Blasen- und Mastdarmstörungen, Impotenz, Schluckstörungen, Dysarthrie und spasmodischer Dysphonie, inspiratorischem laryngealen Stridor, dann bei rascher Progression zu Rigor und Akinese, meist beidseits symmetrisch, seltener zu einem Ruhetremor, meist zu einem Intentionstremor, auch zu einem ausgeprägten Antecollis. Zerebelläre Symptome wie Gang- und Standataxie treten frühzeitig auf, auch Augenmuskelparesen, Opticusatrophie, Sensibilitätsstörungen und Pyramidenbahnzeichen. Typisch ist auch die Neigung zu Stürzen. Dagegen besteht keine vertikale Blickparese. Die Angaben zur Häufigkeit einer Demenz sind in der Literatur unterschiedlich. Kognitive Störungen stehen aber im allgemeinen nicht im Vordergrund. In Spätstadien dominiert ein ausgeprägtes hypokinetisch-rigides Parkinson-Syndrom mit schweren Störungen der autonomen Innervation und oft kaum behandelbarer orthostatischer Dysregulation bei gleichzeitiger zerebellärer Symptomatik. Verdächtig für eine MSA ist ein Parkinson-Syndrom, welches schlecht auf L-Dopa anspricht, frühzeitig Blasenstörungen, Impotenz und orthostatische Dysfunktion zeigt oder mit Zeichen einer zerebellären Funktionsstörung einhergeht.

Therapeutisch ergibt sich nur eine geringe Besserung auf L-Dopa oder Dopaminagonisten, dagegen werden dadurch frühzeitig Dyskinesien induziert. Am ehesten scheint Amantadin einen gewissen therapeutischen Effekt zu haben. Hinsichtlich der autonomen und der übrigen Funktionsstörungen bleibt nur eine symptomatische Therapie. Krankengymnastik, Logo- und Ergotherapie sind anfangs oft hilfreich.

Progressive supranukleäre Blickparese (PSP)

Die PSP, auch Steele-Richardson-Olszewski-Syndrom (im Englischen «supranuclear palsy»), beginnt als eigenständige neurodegenerative Erkrankung der Basalganglien und des Hirnstamms meist zwischen dem 60. und 65. Lebensjahr.

Anfangs wie ein hypokinetisches Parkinson-Syndrom imponierend, ist die PSP rasch progredient. Typisch ist die frühzeitige supranukleäre, vertikale Blickparese, zunächst nach unten, später in allen Richtungen bis zur vollständigen äußeren Ophthalmoplegie führend. Dabei bleibt das Puppenkopfphänomen auslösbar. Weitere Symptome sind Konvergenzschwäche, ein eigenartig «staunender Gesichtsausdruck», pseudobulbäre Symptomatik mit Dysarthrie und Dysphagie bis zur Aspiration, Reklination des Kopfes im Sinne eines Retrocollis durch den ausgeprägten Rigor der Nackenmuskulatur, typisch auch die frühzeitige ausgeprägte Fallneigung nach hinten mit vielen Stürzen und Stand- und Gangunsicherheit. Ein Ruhetremor ist eher selten, der meist deutliche Rigor mehr proximal, d.h. Achsenrigor stärker als Extremitätenrigor. Im Spätstadium sind die Betroffenen schwer akinetisch und bettlägerig. Mentale Funktionsstörungen bis hin zur subkortikalen Demenz sind nahezu obligat und setzen frühzeitig ein, dabei auch häufig Affektlabilität. Im MRT zeigt sich eine Hirnstammatrophie.

Zu Beginn der Erkrankung ist die Abgrenzung von einem idiopathischen Parkinson-Syndrom schwierig. Die Prognose ist ungünstig und die Therapie wenig effektiv. Auf dopaminerge Substanzen sprechen die meisten Patienten schlecht an, vielleicht noch am ehesten auf Bromocriptin. Unter Umständen kann Amantadin eine gewisse vorübergehende Verbesserung der Symptomatik bringen. Gelegentlich wird auch Amitriptylin empfohlen. Krankengymnastik, Logopädie, Ergotherapie und Hilfsmittelversorgung bleiben meist als einziger therapeutischer Ansatz.

Kortikobasale ganglionäre Degeneration (CBGD)

Die kortikobasale ganglionäre Degeneration ist ein außerordentlich seltenes, rasch progredientes neurodegeneratives Krankheitsbild.

Initial erscheint sie als hypokinetisch-rigides Parkinson-Syndrom, im weiteren Verlauf entwickeln sich asymmetrischer Halte- und Aktionstremor, Myoklonien eines Armes und Gangstörungen. Typisch sind Zeichen der kortikalen Dysfunktion mit Apraxie und kortikalen Empfindungsstörungen, die von den Patienten oft als «Fremdes-Hand-Gefühl» («alien limb») beschrieben werden – «wie wenn die Hand irgendwie fremd wäre» –, später weitere Sensibilitätsstörungen mit Astereognosie. Es kommt zu einem raschen Fortschreiten der Symptomatik mit ausgeprägter Beugedystonie, Okulomotorikstörungen, Aphasie und schließlich meist nach 3 bis 5 Jahren zur Pflegebedürftigkeit, wobei im Rahmen der Dysphagie oft der Tod an Aspirationspneumonie erfolgt. Über Häufigkeit und Ausprägung einer kognitiven Beeinträchtigung finden sich in der Literatur ganz unterschiedliche Angaben. Im kranialen CT/MRT findet sich eine umschriebene kortikale Atrophie der Parietalregion. Eine medikamentöse Therapie ist nicht bekannt. Krankengymnastik und Logopädie bleiben letztlich als einzige rationale Möglichkeiten.

Lewy-Körperchen-Demenz

Auch die Lewy-Körperchen-Demenz ist eine eigenständige neurodegenerative Erkrankung mit Beteiligung von Kortex, Hirnstamm und Rückenmark. Neuropathologisch findet man in den degenerativ veränderten Zellen eine große Anzahl von Lewy-Körperchen, charakteristische neuronale hyaline Einschlusskörperchen.

Als Kernsymptom gilt eine progrediente, anfangs fluktuierende Demenz mit gleichzeitiger meist symmetrisch ausgeprägter Parkinson-Symptomatik. Verkürzt kann man auch sagen: «Alzheimer-Demenz plus Parkinson». Dabei existieren durchaus fließende Übergänge. Frühzeitig finden sich im Vordergrund stehende, sehr unterschiedliche Aufmerksamkeits- und Orientierungsstörungen, erst in zweiter Linie Gedächtnisstörungen, charakteristisch ist die rasch wechselnde Vigilanz, dann kommt es zu optischen, später akustischen Halluzinationen mit Wahnvorstellungen, im weiteren Verlauf zu zunehmenden Parkinson-Zeichen mit wiederholten Stürzen und Synkopen. Neuerdings werden die optischen Halluzinationen allerdings auch als Epiphänomen auf Grund einer dopaminergen Medikation diskutiert. Die Prognose ist ungünstig.

Die Betroffenen zeigen eine ausgeprägte Überempfindlichkeit gegenüber Neuroleptika und entwickeln schon bei niedrigen Dosen deutliche Nebenwirkungen. Am ehesten kann Clozapin oder Quetiapin empfohlen werden. Antidementiva werden dagegen gut vertragen und scheinen im Vergleich zum Morbus Alzheimer sogar etwas günstiger zu wirken.

Normaldruck-Hydrozephalus

Der Normaldruck-Hydrozephalus («normal pressure hydrocephalus», Hydrocephalus communicans sive aresorptivus) ist durch die Trias Gangataxie, Harninkontinenz und psychoorganische Veränderungen bis hin zur Demenz charakterisiert. Die Symptomatik erinnert eher entfernt an ein Parkinson-Syndrom. Der Gang ist zwar verlangsamt und kleinschrittig, aber stets breitbeinig, das Mitpendeln der Arme ist nicht beeinträchtigt und ein Tremor besteht nicht. Allenfalls hat das Krankheitsbild eine gewisse Ähnlichkeit mit einem «Parkinson der unteren Körperhälfte». Im kranialen CT finden sich ausgeweitete Seitenventrikel bei schmalen Subarachnoidalräumen. Eine großzügige Liquorentnahme bessert die Symptomatik oft schlagartig, wenngleich nur vorübergehend. Dies wird diagnostisch verwertet, bei positivem Ausfall ist eine operative ventrikuloatriale Shuntversorgung als aussichtsreich anzusehen.

Ursächlich liegen manchmal ein Schädel-Hirn-Trauma, eine Meningitis, eine Subarachnoidalblutung oder eine Sinusthrombose zugrunde, häufig muss die Ursache aber offen bleiben.

Frontale Hirntumore

Parkinsonähnliche Symptome können auch durch einen Frontalhirnprozess, insbesondere einen frontalen Hirntumor verursacht werden, obgleich natürlich das Vollbild eines Parkinson-Syndroms nicht besteht. Klinisch steht neben einer Gangstörung eine hirnorganische Wesensänderung mit Antriebs- und Initiativeverlust im Vordergrund. Bei oberflächlicher Betrachtung entsteht durch die oft ausgeprägte allgemeine Verlangsamung der Eindruck einer parkinsonähnlichen Symptomatik.

Auch ein beidseitiges chronisches subdurales Hämatom kann als raumfordernder Prozess zu einem ähnlichen klinischen Bild führen. Daher sollte man einen frontalen Hirnprozess grundsätzlich in die differentialdiagnostischen Überlegungen miteinbeziehen.

Morbus Wilson

Die hepato-lentikuläre Degeneration oder Morbus Wilson beruht auf einer Störung der Kupferausscheidung, so dass es zu einer toxischen Kupferanhäufung in der Leber, im Gehirn – hier vor allem in den Basalganglien – und in anderen Organen kommt. Es handelt sich um eine autosomal-rezessive erbliche Erkrankung, deren Genort auf dem langen Arm des Chromosoms 13 lokalisiert wird.

Vor allem bei jüngeren Patienten mit einer atypischen Parkinson-Symptomatik sollte man daran denken und eine weitere Diagnostik des Kupferstoffwechsels anschließen.

Das Krankheitsbild ist durch eine Hepatopathie, eine hämolytische Anämie und neurologisch-psychiatrische Symptome charakterisiert, wobei jede Manifestation auch alleine oder weit überwiegend auftreten kann. Neurologisch finden sich Bewegungsstörungen mit Dystonie, ein grobschlägiger Halte- und Intentionstremor, auch «Flapping Tremor» genannt, eine Dysarthrie, Dysphagie, auch rigorartige Verspannungen und Ataxie. Sensibilitätsstörungen bestehen nicht. Typisch ist der Kayser-Fleischer-Kornealring mit bräunlicher Trübung des Kornearandes durch die Kupferablagerungen. Psychische Auffälligkeiten sind häufig und umfassen emotionale Labilität, depressive bis paranoide Störungen und Persönlichkeitsveränderungen.

Diagnostisch sind Bestimmungen von Kupfer im Serum, Kupferausscheidung und Coeruloplasminspiegel wegweisend. Die Therapie besteht in D-Penicillamin zum Abbau des toxisch wirkenden Kupferdepots, ergänzt durch Pyridoxin (Vitamin B6).

Entzündliche Erkrankungen

Entzündliche ZNS-Erkrankungen können sowohl im Akutstadium als auch mit einer gewissen Latenz zu parkinsonartigen Bewegungsstörungen führen. Die Encephalitis epidemica bzw. lethargica in den zwanziger Jahren des vergangenen Jahrhunderts führte zu einer epidemischen Häufung von Parkinson-Syndromen, die seither in dieser Form nicht mehr aufgetreten ist. Auch opportunistische Infektionen im Rahmen der AIDS-Erkrankung können extrapyramidale Bewegungsstörungen hervorrufen. Im Rahmen autoimmunbedingter Enzephalitiden kann die Symptomatik einer Chorea beobachtet werden, ähnliches gilt für den Lupus erythematodes.

Toxisch bedingte Erkrankungen

Bei chronischen Manganvergiftungen wurde ein Parkinson-Syndrom beobachtet. Eine Kohlenmonoxid- und eine Zyanidvergiftung führen häufig zu Pallidum-Nekrosen, wobei sich im Anschluss daran schwere hypokinetische Syndrome entwickeln können. Auf die Vergiftung mit MPTP (1-Methyl-4-Phenyl-1,2,3,6-Tetrahydropyridin) bei jugendlichen Drogenabhängigen wurde bereits hingewiesen. Sie hat sich im Sinne eines Tiermodells der Parkinson'schen Krankheit als wissenschaftlich fruchtbar erwiesen.

Medikamentös bedingte Bewegungsstörungen

An medikamentös bedingte Bewegungsstörungen muss ebenfalls differentialdiagnostisch gedacht werden. Die chronische Gabe von Neuroleptika als Dopaminrezeptorantagonisten bedingt eine erhöhte Empfindlichkeit der postsynaptischen Rezeptoren. Besonders muss nach der sehr beliebten und häufigen intramuskulären Gabe des Neuroleptikums Fluspirilen (Imap®) ausdrücklich gefragt werden. Metoclopramid, Reserpin, Flunarizin und Cinnarizin sollten ebenfalls bedacht werden.

Klinisch kann sich dies in verschiedener Form manifestieren. Neben einem medi kamentös bedingten Parkinsonoid ist eine Frühdyskinesie, eine Akathisie und eine tardive oder Spätdyskinesie möglich.

Die Frühdyskinesie oder akute dystone Reaktion kann bereits wenige Stunden oder Tage nach der Medikation auftreten. Charakteristisch ist eine tonisch konjugierte Blickbewegung nach oben oder zur Seite, ein Blepharospasmus, eine Zungenprotrusion, Schlundkrämpfe und eine zervikale Dystonie mit Retro- und Tortikollis.

Die Akathisie tritt meist ein bis zwei Wochen nach der Medikamentengabe auf und ist durch eine «Unfähigkeit, sitzen zu bleiben» charakterisiert. Beim Stehen kommt es zu trippelnden Bewegungen.

Beim Parkinsonoid stehen Akinese und Rigor im Vordergrund, es kommt aber auch zu einem Ruhetremor.

Die tardive oder Spätdyskinesie äußert sich in einer oro-bukko-lingualen Dyskinesie, es kommt auch zu Störungen der Atmung und zu rhythmischen Beckenbewegungen.

Auslösend sind vor allem die klassischen Neuroleptika, aber auch Metoclopramid (Paspertin®), sehr viel seltener Clozapin (Leponex®), Kalziumantagonisten vom Flunarizin- oder Cinnarizin-Typ, gelegentlich auch SSRI wie Fluoxetin und Antiepileptika wie Phenytoin oder Carbamazepin.

Essentieller oder seniler Tremor

Es handelt sich um einen benignen isolierten beidseitigen Haltetremor, manchmal auch einen Aktionstremor überwiegend der oberen Extremitäten und des Kopfes. Er ist etwas höherfrequenter als der meist seitenbetonte Ruhetremor beim Parkinson-Syndrom. Ein Kopftremor, jedenfalls als isoliertes Phänomen, ist fast nie einem Parkinson-Syndrom zuzuordnen, sondern einem essentiellen Tremor. Typisch ist die kurzfristige Besserung auf Alkohol, was meist schon spontan von den Betroffenen berichtet wird. Der essentielle Tremor tritt oft schon in jungen Jahren auf, kann sich aber auch als seniler Tremor im Alter manifestieren. Er ist überwiegend familiär-erblich, und es lassen sich sehr häufig weitere davon betroffene Familienmitglieder finden. Bei Beginn in höherem Lebensalter, dem «senilen Tremor», sind die sporadischen Formen häufiger. Es bestehen keine sonstigen Parkinsonzeichen. Die Progredienz ist meist sehr langsam.

Therapeutisch findet sich meist ein günstiges Ansprechen auf Betarezeptoren-Blocker wie Propranolol, als Alternative bei kardialer oder pulmonaler Kontraindikation Primidon (anfangs sehr niedrig dosiert bei nur langsamer Dosissteigerung).

Neuerdings wird ein langsamer, bilateraler Ruhe- und Intentionstremor nach einer umschriebenen Läsion oder Degeneration des ZNS als Holmes-Tremor beschrieben.

Die Abgrenzung von einem zerebellären Intentionstremor, der meist mit anderen Kleinhirnsymptomen wie Ataxie und Nystagmus einhergeht, gelingt meist problemlos.

Gehemmte Depression

Vom Aspekt her kann eine gehemmte Depression mit der mimischen Starre, der allgemeinen Verlangsamung und der Bewegungsarmut wie ein Parkinson-Syndrom imponieren. Bei der gezielten neurologischen Untersuchung finden sich aber naturgemäß keine klinischen Parkinson-Zeichen. Die Differentialdiagnose stellt sich aber gerade in höherem Lebensalter durchaus häufig und hat auch gravierende therapeutische Konsequenzen.

Psychogene Bewegungsstörungen

Für die Annahme einer psychogenen Bewegungsstörung wird ein akuter Beginn gefordert, zusätzlich multiple weitere körperliche Beschwerden, offensichtliche psychische Auffälligkeiten, ein sekundärer Krankheitsgewinn und das Sistieren in vermeintlich unbeobachteten Momenten. Oft gelingt die richtige Zuordnung aber erst im weiteren Verlauf. In der psychiatrischen Diagnostik ergibt sich das Problem, dass viele Patienten nicht gesprächsbereit sind, auf einem somatischen Konzept beharren und sich manchmal selbst bei eingehender Exploration psychisch unauffällig darstellen. Die fehlende Reaktion auf die sonst üblichen Medikamente, ein positiver Placebo-Response und – als Goldstandard – eine Rückbildung der Symptomatik unter Psychotherapie sprechen letztlich für eine seelisch bedingte Störung, nach heutiger Nomenklatur einer dissoziativen Bewegungsstörung (ICD-10: F44.4).

Restless-Legs-Syndrom

Das Restless-Legs-Syndrom (RLS, ICD-10: G 25.8), nach seinem Erstbeschreiber auch Ekbom-Syndrom genannt, ist ein durchaus häufiges neurologisches Krankheitsbild.

Es hat mit einem Parkinson-Syndrom nichts zu tun, wird aber nahezu identisch medikamentös behandelt, so dass sich in der Praxis immer wieder von Seiten der behandelnden Ärzte und der Patienten entsprechende Fragen zum Zusammenhang ergeben. Es erschien daher gerechtfertigt, dieses Krankheitsbild in einem Buch über Parkinson-Probleme in der Praxis zu besprechen.

Erste Beschreibungen des Krankheitsbildes stammen schon aus dem 17. Jahrhundert und die Beschwerden wurden in der Folgezeit überwiegend als neurasthenisch-hysterisch interpretiert. 1945 beschrieb der schwedische Neurologe K. A. Ekbom das Syndrom als eigenständiges Krankheitsbild unter dem bis heute bekannten Namen «Restless-Legs-Syndrom».

Man unterscheidet eine idiopathische Form, die auch familiär gehäuft auftreten kann, von symptomatischen Formen, etwa bei der chronischen Niereninsuffizienz. Die Ätiologie ist bisher nicht bekannt. Die Diagnose stützt sich auf die klinisch-anamnestischen, letztlich rein subjektiven Angaben des Patienten.

Die **Prävalenz** soll – unter Berücksichtigung unterschiedlicher Schweregrade – bei etwa 5 Prozent bis zu 10 Prozent der Gesamtbevölkerung liegen. Frauen und Männer sind etwa gleich häufig betroffen. Bei über 50 Prozent der Patienten mit einem idiopathischen Krankheitsbild findet sich eine positive Familienanamnese mit mindestens einem erkrankten Familienmitglied. Ein symptomatisches RLS tritt am häufigsten bei der chronischen Niereninsuffizienz auf und wird bei bis zu 40 Prozent der Dialysepatienten diagnostiziert. Eisenmangel, Schwangerschaft, Varikosis der Beine und rheumatoide Arthritis sind häufig damit assoziiert. Ein medikamentös induziertes RLS wurde nach Gabe von Neuroleptika, trizyklischen Antidepressiva, Metoclopramid, Lithium und anderen Arzneistoffen beobachtet. Neurologische Erkrankungen, bei denen RLS vorkommt, sind Polyneuropathien, Myelopathien, Myelitis, Multiple Sklerose oder Syringomyelie.

Aufgrund der peripheren Lokalisation der Beschwerden nahm man ursprünglich eine Krankheit des peripheren Nervensystems an. Tatsächlich scheinen aber Veränderungen der Integration zentraler und peripherer Mechanismen eine Rolle zu spielen. Die **Ätiologie** und ein primärer Ort, der die Erkrankung auslöst, sind bisher nicht bekannt. Diskutiert wird die Beteiligung unterschiedlicher Strukturen, insbesondere subkortikaler Regionen, wie des Thalamus, des Hirnstamms, des Rückenmarks, aber auch peripherer Nerven. Die Bedeutung der Basalganglien, des Kortex und des Kleinhirns wird kontrovers diskutiert. Die eindeutige Wirkung dopaminerger und anderer zentral wirksamer Substanzen wie Opioide und Benzodiazepine legt eine zentralnervöse Genese des primären RLS nahe, wobei vor allem zentrale dopaminerge Mechanismen eine wichtige Rolle zu spielen scheinen.

Klinisches Bild: Charakteristisch ist ein unangenehmer Bewegungsdrang überwiegend der Beine mit ausgeprägter motorischer Unruhe und sensiblen Missempfindungen in Form von Dys- oder Parästhesien der Beine. Die Symptomatik nimmt typischerweise in Ruhe und gegen Abend oder nachts zu, in der Folge kommt es häufig zu ausgeprägten Schlafstörungen. Die Betroffenen leiden meist beträchtlich darunter, da sie wegen der dann erzwungenen Ruhigstellung oft nicht an öffentlichen Veranstaltungen teilnehmen oder Flugreisen unternehmen können. Sie klagen allerdings in erster Linie darüber, dass sie vor allem nachts nicht zur Ruhe kämen.

Den Patienten fällt es oft schwer, die als unangenehm empfundenen Missempfindungen, die mit dem imperativen, kaum zu unterdrückenden Bewegungsdrang verbunden sind, näher zu beschreiben. Es werden kribbelnde, ziehende, juckende, manchmal auch brennende Sensationen angegeben, oft im Bereich der Waden lokalisiert, aber ohne eigentliche Schmerzen. Ganz überwiegend betroffen sind die unteren Extremitäten, typischerweise in Ruhe, bei Entspannung und besonders auch nachts. Lokale Maßnahmen bringen allenfalls eine vorübergehende Linderung. Meist führt nur das Aufstehen und Umhergehen zu einer wirksamen Unterdrückung der Missempfindungen. Über 94 Prozent der Betroffenen berichten über Schlafstörungen, insbesondere in Form von Einschlafstörungen. Dies gilt auch als Hauptgrund, einen Arzt aufzusuchen. Periodische Beinbewegungen im Schlaf sind nahezu obligat und werden meist auch von den Lebensgefährten beobachtet, die dadurch ebenfalls in der Nachtruhe gestört werden. Meist handelt es sich um Extensionsbewegungen der Großzehen, verbunden mit Flexion der übrigen Gelenke der Beine bei gleichzeitigen Weckreaktionen («Arousals»). Dadurch kommt es zu Durchschlafstörungen und als Folge davon zu Tagesmüdigkeit und Beeinträchtigung der Konzentrationsfähigkeit und der gesamten Leistungsfähigkeit. Als typisch gilt eine 24-Stunden-Rhythmik, die offenbar gegensinnig zur Körpertemperatur verläuft und einen Höhepunkt zwischen 21 Uhr und 2 Uhr morgens erreicht. Allerdings finden sich auch im Wachzustand bei bis zu 50 Prozent der Betroffenen unwillkürliche Bewegungsabläufe. Periodische Bewegungen der Gliedmaßen im Schlaf als eigenständiges Krankheitsbild lassen sich oft schwer differentialdiagnostisch abgrenzen.

Der **Verlauf** ist meist anfangs fluktuierend, später mit zunehmendem Lebensalter überwiegend chronisch progredient. Das RLS wird als lebenslange Erkrankung angesehen und dauerhafte Remissionen sind eher selten. In circa 40 Prozent der Fälle sollen die ersten Symptome bereits vor dem 20. Lebensjahr auftreten. Es kann zwar anfangs zu vorübergehenden Remissionen kommen, mit zunehmendem Alter nimmt die Symptomatik aber im allgemeinen zu.

Untersuchungen in den USA konnten zeigen, dass sich unter der Diagnose «attention deficit hyperactivity disorder (ADHD)», d.h. dem Aufmerksamkeits-Defizit-Hyperaktivitäts-Syndrom der Kinder häufig ein nicht diagnostiziertes Restless-Legs-Syndrom verbirgt. Immerhin berichten 10 bis 15 Prozent der erwachsenen Patienten über einen Beginn des Leidens in der Kindheit, verbunden mit Konzentrationsschwierigkeiten und Schulproblemen.

> Für die Diagnose des Restless-Legs-Syndrom ist letztlich allein die Anamnese ausschlaggebend.

Im Rahmen einer Konsensusvereinbarung wurden 1995 von der RLS-Study-Group internationale Diagnosekriterien aufgestellt (**Tab. 11-1**).

Der neurologische Untersuchungsbefund einschließlich neurophysiologischer Zusatzdiagnostik ist grundsätzlich unauffällig.

Tabelle 11-1: Diagnosekriterien für RLS

Vier Minimalkriterien, die für die Diagnosestellung des RLS obligatorisch sind:

1. Bewegungsdrang der Beine, üblicherweise begleitet von sensiblen Missempfindungen wie Parästhesien und Dysästhesien
2. motorische Unruhe, d.h. die Patienten fühlen sich gezwungen, sich zu bewegen
3. die Symptome treten ausschließlich in Ruhe auf (beim Liegen oder Sitzen) mit vorübergehender Erleichterung durch Aktivität
4. die Symptome sind abends und nachts deutlich ausgeprägter als zu anderen Tageszeiten

Zusatzkriterien, die für die Diagnosestellung optional sind:

1. Ein- oder Durchschlafstörungen, teilweise auch Tagesmüdigkeit und Erschöpfung
2. periodische Beinbewegungen («periodic limb movements») im Schlaf
3. ein- oder beidseitige periodische Beinbewegungen im Wachzustand und in Ruhe («periodic limb movements during wakefulness»)
4. neurologischer Untersuchungsbefund unauffällig
5. klinischer Verlauf – initial meist fluktuierend, später kontinuierlich oder progredient
6. positive Familienanamnese

Laborchemische und elektrophysiologische Untersuchungen sind jedoch erforderlich, um eine symptomatische Ursache nicht zu übersehen. Vorrangig sollte eine Polyneuropathie ausgeschlossen werden.

Die Polysomnographie im Schlaflabor ermöglicht die Differenzierung von anderen Schlafstörungen. Vor allem ein obstruktives Schlaf-Apnoe-Syndrom (OSA) ist nicht selten mit einem RLS assoziiert.

Differentialdiagnostisch muss besonders eine Polyneuropathie erwogen werden. Dabei findet sich aber ein eindeutiger klinisch-neurologischer und neurophysiologischer Befund. Auch an eine radikuläre Symptomatik vonseiten der Lendenwirbelsäule, ebenso wie an die nach körperlicher Anstrengung gelegentlich auftretenden schmerzhaften Muskelfaszikulationen muss gedacht werden. Ein Eisenmangel und eine Schilddrüsenfunktionsstörung sollten stets ausgeschlossen bzw. substituiert werden. Eine Varikosis der Unterschenkel kann zu ähnlichen Beschwerden führen. Das Krankheitsbild der periodischen Beinbewegungen im Schlaf («periodic limb movements in sleep») lässt sich oft schwer abgrenzen und gilt bei manchen Autoren als Teilaspekt des RLS. An eine medikamentös, meist durch Neuroleptika ausgelöste Akathisie ist ebenfalls zu denken. Eine Claudicatio intermittens tritt vor allem beim Gehen auf, bessert sich dagegen in Ruhe .

Therapie: Eine kurative Behandlung existiert nicht. Als symptomatisch therapiebedürftig werden etwa 25 Prozent der diagnostizierten RLS-Patienten angesehen. Die Indikation zur Therapie ergibt sich aus dem Leidensdruck und dem Ausmaß der Schlafstörung.

Vorrangige Bedeutung in der Behandlung haben dopaminerge Substanzen. Als erstes wurde L-Dopa (mit Decarboxylasehemmer) eingesetzt und dies gilt heute noch als Mittel der ersten Wahl. Als Handelspräparat existiert Restex® bzw. Restex retard® Tabl. (jeweils 100 mg L-Dopa und 25 mg Benserazid, d.h. identisch mit Madopar® 125 mg). Derzeit ist dies die einzige Substanz, die für diese Indikation offiziell in Deutschland zugelassen ist. Die Dosierung beträgt anfangs 125 mg circa eine Stunde vor dem Schlafengehen. Bei nächtlichem Erwachen und persistierenden Durchschlafstörungen können zusätzlich 125 oder 250 mg nachts eingenommen werden, eventuell auch in der retardierten Form. Häufig ist nachts noch eine weitere Dosis erforderlich.

Problematisch ist das Auftreten von Rebound-Phänomenen und von Augmentation. Unter letzterer versteht man, dass die Symptome immer früher am Tag auftreten und immer schwerer verlaufen, auch allmählich zunehmend die oberen Extremitäten erfasst werden.

Ein L-Dopa-Test kann hier ebenfalls als diagnostisches Verfahren angewandt werden. Bereits bei einmaliger Einnahme von 125 mg Levodopa/Benserazid sollte eine deutliche Besserung der Beschwerden innerhalb einer Stunde eintreten. Der Einnahmezeitpunkt variiert individuell je nach tageszeitlichem Auftreten der Beschwerden und Wirkungseintritt des Medikamentes.

Eine zunehmende Rolle spielt der Einsatz oder die Kombination mit einem Dopaminagonisten. Der Vorteil liegt auch hier in der langen Halbwertszeit, die eine Wirkung während der ganzen Nacht garantiert, während Levodopa meist mehrmals in der Nacht verabreicht werden muss. Frühzeitig untersucht wurde der Effekt von Bromocriptin und von Pergolid. Lisurid und Alpha-Dihydroergocryptin wurden ebenfalls erfolgreich in der Therapie des RLS eingesetzt. Cabergolin hat sich auf Grund seiner langen Halbwertszeit als besonders günstig erwiesen. Schließlich wurde auch bei den neuen Non-Ergotamin-Dopaminagonisten Ropinirol und Pramipexol eine günstige Wirkung auf das RLS nachgewiesen. Sämtliche Substanzen können als Monotherapeutikum eingesetzt, aber auch mit Levodopa kombiniert werden. Sollten gastrointestinale Nebenwirkungen auftreten, empfiehlt sich zusätzlich Domperidon (Motilium®). Im Einzelfall muss der richtige Zeitpunkt der Einnahme und die Dosierung individuell ausgetestet werden. Ein primäres Therapieversagen findet sich aber immerhin bei jedem sechsten Patienten.

Als alternative therapeutische Möglichkeiten können Opioide zum Einsatz kommen, in erster Linie Tilidin (Valoron®), aber auch Dihydrocodein. Tilidin (in Tropfenform und als Retardpräparat) fällt nicht unter die Betäubungsmittelverordnung. Benzodiazepine wirken ebenfalls günstig, sollten aber wegen der Gewöhnungsgefahr nur vorübergehend eingesetzt werden. Therapiestudien liegen auch zu Carbamazepin, Valproinsäure, Clonazepam, Gabapentin und Clonidin vor.

> Als Therapieempfehlung für das Restless-Legs-Syndrom gilt: Man sollte zunächst mit L-Dopa beginnen und – falls erforderlich – alternativ oder zusätzlich Dopaminagonisten einsetzen. Als weitere Möglichkeit ist ein Versuch mit Carbamazepin, Clonidin und Benzodiazepinen, zuletzt mit Opioiden gerechtfertigt.

Teil 3:

Therapie

12 Grundlagen der Parkinson-Therapie

Für die Therapie des Parkinson-Syndroms stehen heute zahlreiche Medikamente zur Verfügung, die in die gestörten biochemischen Abläufe der Erkrankung eingreifen. Um ein optimales Ergebnis zu erzielen, ist eine differenzierte, dem jeweiligen Einzelfall und Krankheitsstadium angepasste Medikation erforderlich.

Eine Pharmakotherapie ist grundsätzlich immer dann **indiziert**, wenn funktionelle Beeinträchtigungen vorliegen, Gang- und Gleichgewichtsstörungen bestehen und die Alltagsaktivitäten sowie die Arbeitsfähigkeit eingeschränkt sind – kurz, wenn der Patient darunter leidet.

Therapieziel ist, die im Alltag am meisten störenden Symptome zu bessern, jedoch nicht vollständig zum Verschwinden zu bringen, da dafür meist zu hohe und damit langfristig komplikationsträchtige Dosierungen erforderlich wären, die bei kritischer Abwägung nicht angebracht sind. So wird man einen geringen Tremor oder eine leichte Hypokinese einer Hand im allgemeinen bewusst in Kauf nehmen, um eine Dosiserhöhung zu vermeiden.

In den ersten Krankheitsjahren ist die **medikamentöse Einstellung** bei den meisten Patienten problemlos. Die Verabreichung von L-Dopa führt in aller Regel zu einer raschen Besserung der gesamten Symptomatik und wird meist auch gut vertragen. Die Probleme tauchen meist nach 5 bis 8 Jahren der L-Dopa-Medikation auf und sind dann äußerst schwer zu beeinflussen. Es kommt zu dem gefürchteten und sehr störenden L-Dopa-Spätsyndrom mit seinen Fluktuationen und Dyskinesien, für die es letztlich keine probate Lösung gibt. Deshalb haben sich Dopaminagonisten in den letzten Jahren einen vorrangigen Platz in der initialen Mono- und Kombinationstherapie des Morbus Parkinson erobert, da das Auftreten von Dyskinesien und Fluktuationen dadurch hinausgezögert wird.

Die Hoffnung auf ein **neuroprotektives Medikament** hat sich bisher trotz vielversprechender tierexperimenteller Ansätze beim Menschen noch nicht erfüllt, so dass der Krankheitsverlauf bis heute nicht sicher aufgehalten werden kann. Die Krankheitsprogression verläuft eigengesetzlich und die verfügbaren Pharmaka haben ausschließlich symptomatische Wirkungen, obgleich immer wieder neuroprotektive Wirkungen zumindest im Tierversuch beschrieben und hoffnungsvolle Ansätze für den Menschen diskutiert werden.

Nicht vergessen werden sollte neben der medikamentösen Behandlung die eingehende **Beratung und Aufklärung** der Patienten über die Art und den grundsätzlich chronischen Verlauf des Krankheitsbildes, die Erfordernis der konsequenten Medikamenteneinnahme, die realistische Einschätzung der Behandlungsmöglichkeiten mit den Grenzen der Beeinflussbarkeit und das Fortschreiten der Symptomatik.

Auch die Beratung der Angehörigen über die Erfordernis regelmäßiger körperlicher Betätigung ohne Überforderung, den Erhalt der Selbständigkeit mit Pflege von sozialen Kontakten und allgemeiner diätetischer Regeln, vor allem das Anstreben eines Normalgewichtes bei ballastreicher Kost und ausreichender Flüssigkeitszufuhr ist von erheblicher Bedeutung.

> Der Behandlungsplan wird entscheidend vom Lebensalter bzw. biologischem Alter, von Begleiterkrankungen und dem Schwerpunkt der Symptomatik bestimmt.

Die Kenntnis der **biochemischen Grundlagen** ist zum Verständnis der Therapie erforderlich: Die Aminosäure L-Tyrosin wird durch die Tyrosin-Hydroxylase in L 3,4-Dihydroxyphenylalanin (L-Dopa) umgewandelt, welches die Blut-Hirn-Schranke passieren kann. L-Dopa wird von den erhalten gebliebenen nigro-striatalen präsynaptischen Nervenendigungen aufgenommen, durch die Dopa-Decarboxylase decarboxyliert, als Dopamin zunächst präsynaptisch gespeichert und später nach Bedarf an den Synapsen freigesetzt, wo es postsynaptische D1- und D2-Rezeptoren erregt. Der Dopaminabbau erfolgt im synaptischen Spalt durch mindestens drei Enzyme: Die Monoaminoxydase B (MAO B), die Catecholamin-O-Methyltransferase (COMT) und die Dopamin-ß-Hydroxylase. Es erfolgt auch ein Reuptake von Dopamin. Außerdem kann Dopamin über Autooxidation metabolisiert werden, wobei man annimmt, dass dabei am ehesten toxische Abbauprodukte entstehen können. Noradrenalin und Adrenalin, Homovanillinmandelsäure, Dihydroxyphenylessigsäure u.a. entstehen im weiteren Verlauf des Dopaminabbaus.

Die pharmakologische Wirkung auf den D2-Dopamin-Rezeptor ist in der Therapie von entscheidender Bedeutung **(Tab. 12-1)**.

Tabelle 12-1: Grundsätzliche Möglichkeiten der medikamentösen Therapie beim Morbus Parkinson

- Dopaminsubstitution durch Gabe der Dopamin-Vorstufe L-Dopa
- Blockade der Decarboxylierung von L-Dopa zu Dopamin in der Peripherie mit rein peripher wirkenden Decarboxylasehemmern
- Verhinderung des Dopaminabbaus mit Monoaminoxidasehemmern (MAO-B)
- Verhinderung der Methylierung von Dopamin mit Catechol-O-Methyltransferase-Hemmern (COMT)
- unmittelbare Stimulation der zentralen Dopaminrezeptoren durch Dopaminagonisten
- Blockade striataler NMDA-Rezeptoren durch Amantadin
- Hemmung cholinerger Rezeptoren durch zentral wirksame Anticholinergika

Der Dopaminmangel bedingt die Minus-Symptome in Form der Akinese, der Azetylcholinüberschuss die Plus-Symptome wie Rigor und Tremor.

Der fortschreitende neurodegenerative Prozess im nigro-striatalen System verringert ständig die präsynaptische Speicherkapazität. Durch L-Dopa mit seiner kurzen Halbwertszeit kommt es zu einer pulsatilen Stimulation der postsynaptischen Rezeptoren und dadurch zu den Fluktuationen und Dyskinesien. Die tonische Stimulierung durch Dopaminagonisten mit ihrer längeren Halbwertszeit und der direkten Einwirkung auf die Rezeptoren ist daher vorzuziehen.

Durch eine frühe Kombination von L-Dopa mit einem Dopaminagonisten oder Monotherapie mit Dopaminagonisten kann motorischen Nebenwirkungen am besten vorgebeugt werden.

Grundprinzipien der medikamentösen Behandlung

In der Frühphase der Behandlung wird bei jüngeren Patienten zugunsten eines Dopaminagonisten möglichst auf L-Dopa verzichtet oder wenn ein schneller Wirkungseintritt gewünscht wird, von Anfang an mit Dopaminagonisten kombiniert, um die L-Dopa-Dosis möglichst niedrig zu halten. Die Kombination mit Selegilin und Amantadin ist sinnvoll.

Bei älteren und multimorbiden Parkinsonkranken wird man unter den Aspekten der besseren Verträglichkeit und der rascheren Wirkung primär L-Dopa einsetzen, da mit einem L-Dopa-Spätsyndrom bei Krankheitsbeginn im höherem Lebensalter weniger häufig zu rechnen ist.

Grundsätzlich gilt als Faustregel für die Therapie:

- Krankheitsbeginn unter 65 Jahre: Dopaminagonist, Amantadin, Selegilin und erst dann L-Dopa
- Krankheitsbeginn über 65 Jahre: L-Dopa und Dopaminagonist kombiniert, COMT-Hemmer, evt. Selegilin und Amantadin

Natürlich ist dabei nicht so sehr das Kalenderalter, sondern das biologische Alter entscheidend!

Auf die korrekte Medikamenteneinnahme muss vor allem bei den kognitiv beeinträchtigten Patienten in höherem Lebensalter und in fortgeschrittenen Krankheitsstadien geachtet werden.

Als Besonderheit bei Patienten in höherem Lebensalter ist in der Therapie zu berücksichtigen, dass die klassischen Parkinson-Symptome bei ihnen oft schlechter auf die spezifische Medikation ansprechen als bei jüngeren Betroffenen. Auch Gang- und Standstörungen reagieren in der Regel weniger günstig auf die medikamentöse Behandlung als die feinmotorischen Störungen der oberen Extremitäten. Bei älteren Patienten findet sich auch eine höhere Unverträglichkeitsrate, insbesondere mit häufigeren pharmakogenen Psychosen als im jüngeren Alter. Dies betrifft vor allem Dopaminagonisten, Amantadin und Anticholinergika. Fluktuationen und Dyskinesien unter L-Dopa kommen dagegen bei Erstmanifestation in höherem Lebensalter seltener vor. Komorbiditäten mit anderen Krankheiten sind ein häufiges Problem und erfordern ein interdisziplinäres Therapiemanagement. Andererseits wird hier die gute Verträglichkeit von L-Dopa und die bessere Wirksamkeit im Vergleich zu den Dopaminagonisten besonders deutlich.

Die zur Verfügung stehenden einzelnen parkinsonwirksamen Substanzen können grundsätzlich jeweils nebeneinander eingesetzt und kombiniert werden.

Als grundlegendes Therapieprinzip wird eine frühzeitige Kombinationstherapie (Tab. 12-2) empfohlen, um L-Dopa zu sparen und damit Fluktuationen im Rahmen eines L-Dopa-Spätsyndroms (Tab. 12-3) zu vermeiden!

Beim **Tremor-Dominanztyp** wird – unter Berücksichtigung des Lebensalters und Abwägung der Vor- und Nachteile – eine ausreichend hohe L-Dopa-Therapie, gegebenenfalls mit einem COMT-Hemmer kombiniert, empfohlen oder/und die Gabe eines Dopaminagonisten mit tremorspezifischer Wirkkomponente. Anticholinergika können erwogen werden, der Einsatz erfolgt heute jedoch eher zurückhaltend. Bei zusätzlichem Haltetremor ist Propranolol (Dociton®) indiziert, als weitere Möglichkeiten Clonazepam (Rivotril®) oder Clozapin (Leponex®).

Bei **ungenügendem Ansprechen** auf die Therapie wird man eine Kombination von L-Dopa und einem Dopaminagonisten als Basis wählen, wobei auf eine ausreichend hohe Dosis zu achten ist. Es kann dann ein COMT-Hemmer hinzugegeben werden oder gegebenenfalls der Dopaminagonist ausgetauscht werden.

Bei **Wearing-off-Fluktuationen**, d.h. akinetischen Phasen am Ende der Wirksamkeit einer Einzeldosis wird man die Einnahmefrequenz von L-Dopa erhöhen, ein Retardpräparat anwenden, einen COMT-Hemmer hinzufügen oder einen Dopaminagonisten mit längerer Halbwertszeit wählen.

Liegen **Dyskinesien** vor, wird man im Fall einer Peak-Dose-Dyskinesie die L-Dopa-Einzeldosis vorsichtig senken, die Einnahmefrequenz erhöhen, eine Retardform erwägen oder einen Dopaminagonisten und Amantadin ergänzen. Bei den biphasischen Dyskinesien ist vor allem die häufigere L-Dopa-Gabe zweckmäßig, eventuell auch ergänzend ein Dopaminagonist.

Das **Freezing**, d.h. eine plötzliche Akinese beim Umdrehen, beim Gehen durch enge Türen oder in engen Räumen oder bei Hindernissen ist wegen der Sturzgefahr gefürchtet. Man wird die dopaminerge Dosierung überprüfen, bei angstassoziierter Symptomatik ein Antidepressivum oder ein Anxiolytikum hinzugeben und mit

Tabelle 12-2: Kombinationstherapie beim Morbus Parkinson

- Kombination von L-Dopa mit einem Dopaminagonisten: Vorteil der Dosisreduktion von L-Dopa, dadurch weniger Spätkomplikationen und weniger möglicherweise toxische freie Radikale
- Kombination von L-Dopa mit Amantadin und/oder Dopaminagonisten: Vorteil der Dosisreduktion, zusätzlich Verminderung bestehender Dyskinesien
- Kombination von L-Dopa mit dem MAO-B-Hemmer Selegilin: Vorteil ist die gute Verträglichkeit und die Möglichkeit einer geringen Dosisreduktion von L-Dopa, auch einer möglichen neuroprotektiven Wirkung
- Kombination von L-Dopa mit dem COMT-Hemmer Entacapon: Vorteil Dosisreduktion von L-Dopa und längere Wirkdauer von L-Dopa

Tabelle 12-3: L-Dopa-induzierte motorische Störungen und L-Dopa-Langzeit- oder Spätsyndrom

- **On-Off-Symptomatik:** plötzlicher Wechsel zwischen Akinese mit Rigor (Off-Phase) einerseits und guter Mobilität (On-Phase) bis zum Auftreten von unwillkürlichen Überbewegungen (Hyperkinesien) andererseits. Ursächlich wird ein starkes Schwanken des Dopaminspiegels am postsynaptischen Rezeptor angenommen.
- **Wearing off:** Nachlassen der Wirkung bis zur Erfordernis der nächsten Medikamenteneinnahme. Zu Beginn der Erkrankung 4 bis 6 Stunden, später immer kürzerer, zuletzt höchstens bis zu einer Stunde anhaltender Effekt
- **Dyskinesien:** ausgeprägte Bewegungsunruhe mit drehenden und schraubenden Bewegungen der Extremitäten und des Rumpfes. Als Peak-Dose-Dyskinesien bei zu hohem Dopaminspiegel am Rezeptor, aber auch als nächtliche oder frühmorgendliche Off-Phase-Dyskinesien bei zu niedrigem Spiegel, die sehr häufig als schmerzhafte Dystonien der Füße empfunden werden.
- **biphasische Dyskinesien:** medikamentös induzierte Bewegungsstörungen sowohl beim An- als auch beim Abfluten der Wirkung der jeweiligen Einzeldosis.

dem Patienten einfache sensorische Hilfen besprechen. Allein die Vorstellung «über ein am Boden gespanntes Seil steigen zu müssen» löst oft schon die Akinese. Manche Patienten fanden selbst heraus, dass ein umgekehrt gehaltener Spazierstock mit der Aufforderung, über den gebogenen Griff zu steigen, die Blockade löst. Oft genügt aber schon die Vorstellung in der Phantasie. Auch rhythmische Kommandos (1–2–3, 1–2–3...) oder Musik haben einen gleichen Effekt. Ungünstig ist dagegen die Ablenkung des Patienten durch Ansprechen.

Grundsätzlich ist den Patienten bei Fluktuationen der Beweglichkeit die Führung eines Tagebuches zu empfehlen, woraus die jeweils verfügbare Beweglichkeit mit Tageszeit und aktueller Medikamenteneinnahme hervorgeht. Die Medikation lässt sich dann am besten individuell anpassen.

Grundsätzliches zu wirtschaftlichen Aspekten der medikamentösen Behandlung

In unserer Zeit muss aber auch der wirtschaftliche Aspekt einer Medikation berücksichtigt werden, und hier stellt sich die Frage, ob es immer sinnvoll ist, von langjährig bewährten Substanzen wie Bromocriptin oder Lisurid zugunsten der neuen, wesentlich teueren Präparate überzuwechseln. Oft ist eine ausreichend hohe Dosierung dieser bekannten Substanzen effektiver als der rasche Wechsel zu den jeweils neuesten Präparaten. Eine kritische Nutzen-Risiko- und Kosten-Bewertung ist dabei stets im Einzelfall erforderlich. Man ging nach einer Kostenberechnung bei der früher ausschließlichen Behandlung mit Anticholinergika von Behandlungskosten von 250 DM/Jahr aus, später bei alleiniger Gabe von L-Dopa von 1200 DM/Jahr. Die Kosten der jetzigen modernsten Kombinationstherapie mit verschiedenen Substanzen werden auf 5000 bis 8000 DM/Jahr eingeschätzt!

Abhängig vom Krankheitsstadium wurden für 1994/1995 die Kosten der Medikamente im Stadium I nach Hoehn und Yahr mit 2230 DM pro Jahr, im Stadium V mit 11870 DM pro Jahr berechnet, wobei die Dopaminagonisten besonders zu Buche schlagen.

Von den direkten Kosten einer Parkinsonerkrankung entfallen rund 50 Prozent auf die medikamentöse Therapie, der Rest auf Klinikaufenthalte, Rehabilitationsmaßnahmen und anderes.

13 Medikamentöse Behandlung

Eine Übersicht der beim Parkinson-Syndrom eingesetzten Medikamente zeigt **Tabelle 13-1**.

Tabelle 13-1: Beim Parkinson-Syndrom wirksame Medikamente

L-Dopa mit Decarboxylasehemmer (Madopar®, Nacom®, Isicom® u. a.)
Dopaminagonisten: Ergoline bzw. Ergotamin-Derivate: • Bromocriptin (Pravidel®, Kirim®) • Lisurid (Dopergin®) • Pergolid (Parkotil®) • Alpha-Dihydroergocryptin (Almirid®, Cripar®) • Cabergolin (Cabaseril®) Nicht-Ergoline bzw. Non-Ergotamin-Derivate: • Ropinirol (Requip®) • Pramipexol (Sifrol®)
MAO-B-Hemmer: Selegilin, L-Deprenyl (Movergan®, Antiparkin®)
COMT-Hemmer: Entacapon (Comtess®)
Amantadin (PK-Merz®, Tregor® = Sulfat, Amantadin-ratiopharm® = HCl)
Budipin (Parkinsan®)
Anticholinergika (Tremarit®, Akineton®, Artane®, Sormodren®)

L-Dopa-Präparate

L-Dopa (Levodopa), mit einem peripheren Decarboxylasehemmer wie Benserazid (z.B. Madopar®) oder Carbidopa (z.B. Nacom®, Isicom®, Striaton®) im Verhältnis 4:1 kombiniert, gilt als das wirksamste und zu Beginn der Behandlung am besten verträglichste Medikament und immer noch als «Goldstandard» mit dem größten therapeutischen Nutzen, besonders beim hypokinetisch-rigiden Typ und bei älteren Patienten.

Die peripher wirksamen Decarboxylase-Hemmer Benserazid und Carbidopa verhindern eine bereits peripher stattfindende Umwandlung von L-Dopa zu Dopamin und damit einen Wirkungsverlust im ZNS. Durch die Kombinationspräparate kann die erforderliche L-Dopa-Dosis auf ein Fünftel reduziert und damit auch die Nebenwirkungsrate entscheidend verringert werden.

Mit zunehmender Dauer der Erkrankung und der Therapie mit Dopamimetika nimmt allerdings die **Wirkdauer** der oralen L-Dopa-Einzeldosis progredient ab. Zunächst hält die Wirkung trotz kurzer Halbwertszeit und rasch abfallender Blutspiegel über 4 bis 5 Stunden an, nach einigen Jahren ist sie dann an den Blutspiegel gekoppelt, und es kommt bereits zwei Stunden nach Einnahme der Einzeldosis zu einer erneuten Akinese (Wearing-off bzw. End-of-Dose-Akinesie). Die ersten Jahre der ausgezeichneten Wirksamkeit der Levodopatherapie wurden auch schon als «Honeymoon-Phase» bezeichnet.

Nach 5-jähriger Monotherapie treten dann bei etwa 50 Prozent der Patienten die **motorischen Komplikationen**, vor allem die Fluktuationen auf, wobei jüngere Patienten davon am meisten betroffen sind. Neben der abnehmenden präsynaptischen Speicherkapazität für Dopamin werden auch veränderte Reaktionseigenschaften der Dopaminrezeptoren dafür verantwortlich gemacht. Zusätzlich entwickeln sich beim Anstieg des Blutspiegels nach der Einnahme und zum Zeitpunkt der vollen Wirksamkeit charakteristische Überbewegungen (Peak-Dose-Hyperkinesien), die – vor allem für die Umgebung – sehr störend sein können. Ursächlich ist die unphysiologische pulsatile Stimulation der postsynaptischen Dopaminrezeptoren. Merkwürdigerweise empfinden viele Patienten die für die Umgebung so eindrucksvollen Hyper- und Dyskinesien oft nicht als allzu belastend. Die Akinese wird als sehr viel unangenehmer empfunden. Für diese oft relativ abrupten Schwankungen der Beweglichkeit hat sich der Begriff der «On-Off-Symptomatik» oder des «yoyoing» (nach dem Auf und Ab des Jo-Jo-Spiels) eingebürgert.

Manche Patienten empfinden nach einigen Jahren in der Off-Phase sehr schmerzhafte Verkrampfungen der Füße und auch der Hände (Off-Dystonien). Später kommt es auch zu biphasischen Dyskinesien jeweils in der An- und Abflutphase der einzelnen L-Dopa-Gabe.

Es resultieren teils vorhersagbare, teils auch nicht-vorhersagbare Fluktuationen. Die ersteren sind für die Betroffenen noch relativ günstig, da sie ihren Tagesrhythmus danach orientieren können. Die letzteren sind sehr viel belastender, da sie völlig unvorbereitet mitten in den Alltagstätigkeiten auftreten und zu einem völligen Erstarren der Bewegungsabläufe führen können.

Dadurch manifestiert sich das gefürchtete **L-Dopa-Spätsyndrom**, welches sich nach durchschnittlich 5 bis 8 Jahren entwickelt. Je jünger die Patienten sind, desto eher kommt es zu dieser Spätsymptomatik, bei älteren Kranken treten diese Störungen im allgemeinen sehr viel später auf (**Abb. 13-1**). Die Inzidenz motorischer Spätkomplikationen mit Fluktuationen und Dyskinesien ist somit im Alter niedriger.

Pharmakologie: L-Dopa hat eine Halbwertszeit von 1 bis 2 Stunden. Es wird nach oraler Gabe im Dünndarm aktiv resorbiert. Für diese Aminosäure, den Vorläufer des Dopamin, existiert ein aktiver Transporter beim Übergang durch die Blut-Hirn-Schranke. Durch die Dopa-Decarboxylase entsteht unter CO_2-Abspaltung das wirksame Dopamin. Der maximale Plasmaspiegel wird je nach der galenischen Zubereitung unterschiedlich rasch erreicht: bei den nicht retardierten Formen nach 0,5 bis

Abbildung 13-1: Dauer der L-Dopa-Behandlung und Dyskinesie-Raten (nach Kostic: Neurology 41 (1991), 202–205)

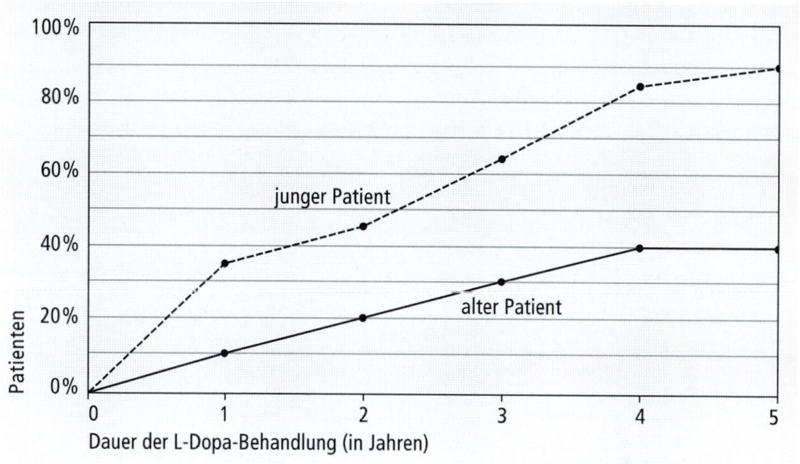

1 Stunden, bei den retardierten Formen nach 1,5 bis 2,5 Stunden. Die anfängliche Speicherung von Dopamin in der Zelle führt zu einer wesentlich längeren Wirksamkeitsdauer in den frühen Stadien der Erkrankung. Die Speicherungsfähigkeit lässt aber durch den zunehmenden Zelluntergang immer mehr nach, und dadurch entstehen auch die kurzfristigen Schwankungen der Beweglichkeit. Diese pulsatile Stimulation der Rezeptoren wird für die Fluktuationen verantwortlich gemacht, denn durch intravenöse L-Dopa-Infusionen mit dadurch gleichmäßigem Serumspiegel konnten diese verhindert werden, so dass nicht L-Dopa per se, sondern die nur kurze Stimulation die entscheidende Rolle spielt. Auf die Entstehung möglicherweise auch in vivo potentiell toxischer freier Radikale im Rahmen des Dopaminabbaus wurde bereits hingewiesen.

Durch die Kombination mit anderen parkinsonwirksamen Substanzen kann L-Dopa eingespart werden. Die Diskussionen über den richtigen Zeitpunkt des Einsatzes von L-Dopa-Präparaten ist seit langer Zeit im Gange. Derzeit scheint sich eine Mehrheit der Experten zugunsten der frühzeitigen Medikation von L-Dopa nur bei älteren Patienten, d.h. ab 65 Jahren entschieden zu haben. Dabei ist natürlich das biologische Alter maßgeblich! Bei jüngeren Betroffenen wird empfohlen, die L-Dopa-Gabe zugunsten von Dopaminagonisten möglichst hinauszuzögern, um das Auftreten von medikamentös induzierten Bewegungsstörungen zu vermeiden. Je älter und je multimorbider die Patienten sind, desto eher ist eine Monotherapie mit L-Dopa gerechtfertigt.

Der Krankheitsverlauf lässt sich durch die gesamte Behandlung nicht aufhalten, allerdings die Lebensqualität entscheidend verbessern und die Lebenserwartung letztlich verlängern.

Im Handel sind grundsätzlich fixe **Kombinationspräparate** von L-Dopa mit Decarboxylasehemmern. Der verkürzte Begriff «L-Dopa-Präparat» bedeutet stets diese fixe Kombination. Sie führt zu einer verbesserten Verträglichkeit hinsichtlich Magen-Darmbeschwerden, Übelkeit und Blutdruckabfall. Gebräuchliche Markenpräparate in der Kombination mit Benserazid sind Madopar® (A, CH, D) (62,5 mg Kaps., 125 mg Kaps. und Tabl., 250 mg Tabl.), PK-Levo® Tabl. 100/25 mg u.a.; in Kombination mit Carbidopa: Nacom® (100 mg, 250 mg Tabl.), Isicom® (100 mg, 250 mg Tabl.), Striaton® (250 mg Tabl.) u.a. (D), Sinemet® (A,CH).

> Die Dosisbezeichnung der L-Dopa-Präparate ist etwas verwirrend. Madopar® 125 mg enthält beispielsweise 100 mg Levodopa und 25 mg Benserazid, Nacom® 100 mg ebenfalls 100 mg Levodopa und 25 mg Carbidopa. Entsprechend sind die anderen Dosierungen unterschiedlich benannt.

Retard- bzw. Depot-Präparate führen zu einer verzögerten Freisetzung mit geringeren Levodopa-Spitzenspiegeln und zu einem verlangsamten Anstieg und Abfall des Plasmaspiegels und damit einer bis zu sechs Stunden anhaltenden therapeutischen Konzentration am Rezeptor. Die Patienten beklagen aber nicht selten den verlangsamten Wirkungseintritt. Die phasische Stimulation der postsynaptischen Rezeptoren wird damit allerdings vermieden. Bei stärkeren Schwankungen der Beweglichkeit und vor allem der nächtlichen Akinese, die das Umdrehen im Bett und damit auch den Schlaf beeinträchtigen können, kommen derartige Retard-Präparate zum Einsatz – zum Beispiel Madopar Depot® 125 mg (= 100+25 mg) oder Nacom retard® 100 (= 100+25 mg) und 200 mg (= 200+50 mg) – allerdings ist dabei eine 1,5-mal höhere Dosis erforderlich, da die Bioverfügbarkeit nur bei 60 bis 70 Prozent der Standardformulierung liegt. Nachteil ist die eingeschränkte Steuerbarkeit und das mögliche nächtliche Auftreten von Halluzinosen und Verwirrtheitszuständen, auch nächtliche Peak-Dose-Dyskinesien.

Wird am Morgen ein **schneller Wirkungseintritt** gewünscht, steht die rasch lösliche Form von Madopar 125 mg LT® (LT = lösliche Tablette) oder die ähnlich gut lösliche Isicom® 100 mg Tablette – am zweckmäßigsten in Wasser aufgelöst – zur Verfügung. Durch die prompte Wirkstoff-Freisetzung kommt es zu einer schnellen Resorption und rasch zu therapeutischen Substanzspiegeln. Meist werden schon 15 bis 30 Minuten nach Einnahme – also rund 15 bis 30 Minuten früher als nach der Standard-Formulierung – therapeutisch wirksame Konzentrationen erzielt. Dieser Effekt kann auch bei akuten äußeren Belastungen oder bei plötzlichen Akinesen fallweise gezielt genutzt werden. Bei Schluckstörungen oder bei Sondenernährung sind diese Anwendungsformen ebenfalls nützlich. Prinzipiell sind auch die Standardtabletten von Nacom® und Isicom® wasserlöslich.

> Grundsätzlich hat die Neueinstellung mit L-Dopa-Präparaten einschleichend zu erfolgen und auch eine spätere Dosissteigerung sollte langsam vorgenommen werden – nach der Devise «low and slow», d.h. niedrig beginnen und langsam erhöhen.

Der Beginn mit 2-mal 50 mg Nacom® oder 62,5 mg Madopar® und die Steigerung um die gleiche Dosis im Intervall von 5 bis 7 Tagen ist in der Praxis zweckmäßig. Die Gesamttagesdosis richtet sich dann nach dem klinischen Bild. Wegen Interferenzen mit Aminosäuren aus dem Nahrungseiweiß bei der Resorption im Dünndarm sollte L-Dopa nicht zusammen mit einer eiweißreichen Mahlzeit eingenommen werden, also zum Beispiel etwa ½ Stunde vor oder 1 ½ Stunden nach dem Essen.

Bei zu rascher Aufdosierung können gerade in höherem Lebensalter sehr störende Verwirrtheitszustände mit illusionären Verkennungen bis hin zu überwiegend optischen Halluzinationen auftreten. Da von den Patienten meist die Unmöglichkeit dieser Trugwahrnehmungen realisiert wird, spricht man von Pseudo-Halluzinationen im Gegensatz zu echten Halluzinationen. Alpträume sind oft Vorboten von optischen Halluzinationen und organischen Psychosen und sind daher ernst zu nehmen. Neben der Gesamttagesdosis und einer zu raschen Aufdosierung wird die Schwere dieser Komplikationen auch durch das Lebensalter und eine mögliche Vorschädigung des Gehirns bestimmt, etwa im Rahmen einer vaskulären Enzephalopathie. Zweckmäßig ist dann Dosisreduktion und der Einsatz von Melperon (z.B. Eunerpan®) oder atypischer Neuroleptika wie zum Beispiel Clozapin (Leponex®) unter entsprechenden Blutbildkontrollen oder vergleichbarer Substanzen.

Andere Nebenwirkungen umfassen motorische Auffälligkeiten mit Hyper- und Dyskinesien, vegetative Störungen mit Übelkeit und Erbrechen, Diarrhö, Inkontinenz, Obstipation, Libidosteigerung, kardiovaskuläre Symptome mit tachykarder Arrhythmie, Schwindel und arterieller Hypotonie, auch manchmal eher leichtere psychische Veränderungen mit Schlafstörungen und innerer Unruhe. Problematischer sind die Langzeiteffekte der L-Dopa-Therapie mit Nachlassen der Wirkung meist nach 5- bis 8-jähriger Behandlungsdauer bei mehr als 50 Prozent der Patienten, dem Auftreten von Motilitätsschwankungen mit On-Off-Phänomenen, Dyskinesien und Hyperkinesen und End-of-Dose-Akinese auf Grund der pulsatilen Stimulation der postsynaptischen Rezeptoren infolge der kurzen Halbwertszeit. Die Verteilung der Dosis auf mehrere Einzelgaben, die Kombination mit Dopaminagonisten oder mit einem MAO-B-Hemmer, eventuell auch mit einem Retard-Präparat wird empfohlen.

Als Kontraindikationen gelten Engwinkelglaukom, schwere Psychosen, Herzinfarktanamnese, schwere endokrine Funktionsstörungen, Leber-, Nieren- und Knochenmarkserkrankungen.

Wechselwirkungen mit Reserpin, Neuroleptika, Opioiden, Katecholaminen, Antihypertensiva, Sympathomimetika, trizyklischen Antidepressiva, Phenytoin und Papaverin sind zu berücksichtigen. Die Wirkung von Adrenalin und Noradrenalin wird durch Levodopa verstärkt.

Die Gabe von Vitamin B6 führt infolge gesteigerter Decarboxylaseaktivität zu einem teilweisen Wirkungsverlust von L-Dopa und sollte daher vermieden werden. Zu beachten ist, dass Antidepressiva vom Typ der MAO-A-Hemmer (Aurorix®) mindestens 14 Tage vor Therapiebeginn abgesetzt werden müssen.

> **L-Dopa ist nach wie vor das wirksamste und anfangs am besten verträglichste Medikament in der Behandlung des Morbus Parkinson. Die möglichen Spätfolgen rechtfertigen jedoch eine kritische Haltung bei der Planung der Langzeitmedikation.**

Dopaminagonisten

Als erste Substanz kam 1974 Bromocriptin (z.B. Pravidel®, Kirim®) in den Handel, danach eine Reihe weiterer Substanzen, wobei es sich mit Ausnahme von Ropinirol (Requip®) und Pramipexol (Sifrol®) um Derivate der Ergotalkaloide oder Ergoline handelt. Auch Apomorphin ist ein potenter Dopaminagonist. Neben der direkten dopaminergen Wirkung vor allem auf den D2-, z.T. auch den D1- Rezeptor beziehungsweise auch einer präsynaptischen Wirkung bei unterschiedlicher Rezeptoraffinität, besteht auch ein prolaktinsekretionshemmender Effekt. Es werden auch dopaminerge Rezeptoren in der Area postrema stimuliert, wodurch Übelkeit und Erbrechen hervorgerufen wird. Bromocriptin wurde schon früh als Prolaktin-Inhibitor zum Abstillen und zur Behandlung des Mikroprolaktinoms eingesetzt. Es hemmt durch Stimulation hypophysärer Dopamin-Rezeptoren die Prolaktin-Freisetzung.

Bei einer Wirkung auf alle Kardinalsymptome der Parkinson-Krankheit ist ihre therapeutische Potenz aber niedriger und die Akutverträglichkeit etwas schlechter als diejenige von Levodopa. Der Effekt von L-Dopa wird somit nicht ganz erreicht. Trotzdem geht der Trend heute zur **initialen Monotherapie** mit Dopaminagonisten. Der Therapiebeginn damit zögert nachweislich die motorischen Komplikationen einer Levodopa-Therapie hinaus und vermindert bereits bestehende Fluktuationen. Sie setzen direkt am postsynaptischen Dopaminrezeptor im Striatum an und müssen nicht wie L-Dopa erst im dopaminergen Neuron in Dopamin umgewandelt werden, um zu wirken (**Tab. 13-2**). Sie brauchen keinen präsynaptischen Syntheseapparat, da sie direkt am Rezeptor angreifen und sie sind daher auch in späteren Stadien der Erkrankung wirksam. Dopaminagonisten sind sowohl zur Add-on-Therapie neben Levodopa als auch zur Monotherapie geeignet und zugelassen (**Tab. 13-3**)

Bei allen Dopaminagonisten wird experimentell eine neuroprotektive Wirkung angenommen, bisher ist dies aber beim Menschen in vivo noch nicht eindeutig nachgewiesen, obwohl einige vielversprechende Untersuchungsergebnisse dazu vorliegen.

Eine transdermale Anwendung befindet sich in der Erprobungsphase.

Tabelle 13-2: Pharmakologische Aspekte der Dopaminagonisten

- direkte Stimulation der postsynaptischen Dopaminrezeptoren
- keine enzymatische Umwandlung und Speicherung notwendig
- L-Dopa-Einspareffekt mit Reduktion des Dopaminumsatzes und damit Verminderung eventueller zytotoxisch wirkender Substanzen des Dopaminstoffwechsels
- tierexperimentell nachgewiesene neuroprotektive Wirkung
- motorische Komplikationen treten seltener auf

Tabelle 13-3: Indikationen für Dopaminagonisten

- Monotherapie bei neudiagnostiziertem Morbus Parkinson unter 65 Jahren
- frühe Kombinationstherapie mit L-Dopa bei neudiagnostiziertem Morbus Parkinson
- späte Kombinationstherapie mit L-Dopa bei starken Fluktuationen
- hoch dosierte Kombinationstherapie bei fortgeschrittenem Krankheitsbild mit sehr starken motorischen Fluktuationen

Die frühe **Kombination mit L-Dopa** führt zu einem seltenerem Auftreten von motorischen Langzeitkomplikationen, denn damit lässt sich die Levodopa-Dosis reduzieren. Insgesamt wird eine signifikante Verbesserung der «Aktivitäten des täglichen Lebens» (ADL) angenommen.

Auf Grund der langeren Halbwertszeit als L-Dopa bewirken die Dopaminagonisten eine **kontinuierliche tonische Stimulation** der postsynaptischen Rezeptoren und wirken nicht pulsatil wie L-Dopa. Daher lassen sich Dyskinesien und Fluktuationen vermeiden. Ihre Wirkung bezieht sich auf alle Einzelsymptome des Parkinson-Syndroms, und der Einsatz kann sowohl in der Frühphase, in Kombination mit L-Dopa, als auch in fortgeschrittenen Krankheitsstadien erfolgen. Anfangs sieht man eher eine Wirkung auf die Akinese, später erst auf den Tremor. Offenbar lassen sich sogar bereits vorhandene Dyskinesien und längere Off-Zeiten durch Dopaminagonisten wieder verringern. Dabei besteht keine Beeinflussung der Wirkung durch Nahrungseiweiß. Eine Monotherapie bzw. die frühe Kombination mit Selegilin und Amantadin wird in jüngerem Lebensalter zunehmend favorisiert. Grundsätzliche Unterschiede zwischen den einzelnen Präparaten bestehen nicht, sieht man von unterschiedlich langen Plasma-Halbwertszeiten ab, die für Wirksamkeit und Dosierungsintervalle von Bedeutung sind. Allerdings sind diese nicht mit der Bioverfügbarkeit identisch.

Ähnlich wie bei L-Dopa ist auch hier eine **langsame Aufdosierung** erforderlich – Beginn mit kleinen Dosen am Abend – um ähnliche Nebenwirkungen wie bei Levodopa zu vermeiden. Die Titrationszeit kann dabei durchaus bei 5- bis 7-tägigem Intervall etwa 6 Wochen und auch länger betragen! Dann sollte aber auch eine ausreichend hohe Dosierung angestrebt werden. In der Praxis wird meist unterdosiert, was dann zu einer unbefriedigenden klinischen Besserung führt.

> Auch beim Einsatz der Dopaminagonisten gilt der Grundsatz «low and slow», d.h. sie müssen sehr langsam auftitriert werden, sonst ist eine ausreichende Verträglichkeit nicht gewährleistet. Man beginnt mit kleinen Dosen am Abend und steigert langsam. Später ist aber auch eine ausreichend hohe Dosierung für eine adäquate Wirkung erforderlich!

Bei vielen Patienten mit nicht befriedigend eingestelltem Parkinsonsyndrom besteht eine Unterdosierung der Dopaminagonisten.

An **Nebenwirkungen** können Schlaflosigkeit, Schwindel, Kopfschmerzen, Übelkeit, Erbrechen, Herzrhythmusstörungen, pektanginöse Beschwerden, Orthostase-

Reaktionen bis hin zu Synkopen, Vasospasmen u.a. zusätzlich zu den von Levodopa bekannten Nebenwirkungen einschließlich Verwirrtheitszustände und Halluzinationen vorkommen. Sollte störende Übelkeit auftreten, kann Domperidon (Motilium®) als rein peripherer Dopaminantagonist eingesetzt werden. Bei koronarer Herzkrankheit sollten keine Ergotamin-Dopaminagonisten verabreicht werden.

Bei Niereninsuffizienz ist hinsichtlich der Anwendung der Nicht-Ergotamin-Derivate Ropinirol und Pramipexol Vorsicht geboten!

Ergoline bzw. Ergotamin-Derivate:

- **Bromocriptin** (Pravidel® Kaps., Kirim® 2,5 mg, 5 mg, 10 mg Tabl. (D), Broman®, Umprel® (A), Parlodel®, Serocryptin® (CH)) ist ein partialsynthetisch aus Ergocryptin gewonnenes Mutterkornalkaloid. Die Halbwertszeit beträgt 6 Stunden. Es wird bei oraler Applikation gut resorbiert, die Bioverfügbarkeit beträgt aber wegen eines ausgeprägten First-Pass-Effektes nur etwa 20 bis 30 Prozent. Die Ausscheidung erfolgt überwiegend biliär. Es wurde ursprünglich als Prolaktin-Inhibitor eingesetzt und später als erste Substanz dieser Gruppe beim Morbus Parkinson angewandt. Es ist grundsätzlich weniger wirksam als L-Dopa, verstärkt aber dessen Effekt und verringert das Auftreten von Fluktuationen. Es gilt auch hier, sehr langsam aufzudosieren, sonst ist eine ausreichend gute Verträglichkeit nicht gewährleistet. Es sollte mit ½ Tabl. zu 2,5 mg abends begonnen werden, dann langsam steigern. Dementsprechend langsam ist natürlich der Wirkungseintritt. In verschiedenen Studien hat sich eine vergleichbare Wirkung zu den neueren Dopaminagonisten ergeben, zum Beispiel Bromocriptin versus Ropinirol mit etwa gleich gutem Ergebnis. Auch die Nebenwirkungen sind mit denen von L-Dopa und den anderen Dopaminagonisten vergleichbar. Dyskinesien treten seltener, Halluzinationen und orthostatische Störungen etwas häufiger auf. Bei hoher Dosierung kann es zu reversiblen Durchblutungsstörungen an Fingern und Zehen kommen. Selten wurden Lungen- und Retroperitoneal-Fibrosen sowie Sehstörungen beschrieben.
- **Lisurid** (Dopergin® 0,2 mg, 0,5 mg Tabl. (A, CH, D)) hat nur eine relativ kurze Halbwertszeit von 2 bis 3 Stunden. Auf Grund seiner starken D2-Affinität wirkt es klinisch aber deutlich länger, in der Regel reichen 3 bis 4 Einzelgaben pro Tag aus. Beginn mit einer halben Tablette zu 0,2 mg abends bei langsamer Dosissteigerung. Frühzeitig wurde eine neuroprotektive Wirkung in vitro nachgewiesen, beim Menschen zwar diskutiert, jedoch bisher nicht ausreichend belegt. In der Monotherapie kann über 1 bis 2 Jahre mit 0,8 bis 2 mg pro Tag eine ausreichende Wirkung erzielt werden, später ist meist L-Dopa zusätzlich erforderlich, jedoch in niedrigerer Dosierung. Die Nebenwirkungen entsprechen denen der übrigen Dopaminagonisten.
- **Alpha-Dihydroergocryptin (DHEC)** (Almirid® 5 mg Kaps., Cripar® 5 mg, 20 mg Tabl. (D)) mit einer Halbwertszeit von 16 Stunden gilt als sehr gut verträglich, besonders auch bei älteren Patienten. Der Beginn sollte mit 5 mg täglich abends

erfolgen. Der Dosisspielraum von 60 bis 120 mg/die wird häufig nicht ausgenutzt. Hypotonie und psychiatrische Komplikationen sind seltener als bei vergleichbaren Substanzen. Es genügt zweimalige tägliche Gabe. Wirkung und Nebenwirkungen sind den übrigen Dopaminagonisten vergleichbar. Monotherapie und Kombinationstherapie ist möglich.

- **Pergolid** (Parkotil® 0,05 mg, 0,25 mg, 1,0 mg Tabl. (A, D), Permax® (A, CH)) hat eine Halbwertszeit von etwa 12 bis 16 Stunden. Es spart L-Dopa ein. Seine Wirkung kommt dem Wirkprofil von L-Dopa sehr nahe, da es eine starke D1- und D2-agonistische Wirkung aufweist. Der Beginn sollte mit 0,05 mg erfolgen, dann langsam steigern. Langfristig wird man deutlich höher dosieren müssen, um einen ausreichenden Effekt zu erzielen. Tagesdosen von 3-mal 0,25 mg ab dem 15. Tag der medikamentösen Einstellung werden vom Hersteller empfohlen. Die Dosis richtet sich aber naturgemäß nach dem klinischen Bild und der Verträglichkeit. Eine Monotherapie ist ebenso möglich wie eine frühzeitige Kombinationstherapie mit L-Dopa und anderen Substanzen. Die Nebenwirkungen entsprechen ebenfalls denen der übrigen Dopaminagonisten.
- **Cabergolin** (Cabaseril® 1 mg, 2 mg, 4 mg Tabl. (D), Dostinex® (A, CH, D)) hat eine sehr lange Halbwertszeit von 65 Stunden, was eine einmal tägliche Gabe ermöglicht. Bemerkenswerterweise treten trotzdem keine Kumulationseffekte auf. Es kommt damit dem theoretischen Postulat einer kontinuierlichen dopaminergen Stimulation am nächsten und es werden damit am ehesten Dyskinesien verhindert. Es zeichnet sich durch eine besonders gute Verträglichkeit aus. Vom Hersteller wird – je nach klinischem Bild – bei Beginn der Medikation mit 1 mg eine wöchentliche Steigerung um je 1 mg empfohlen. Eine Hochdosistherapie bis zu 12 mg/die wurde als erfolgreich und unter Domperidon-Schutz ausreichend verträglich beschrieben (Odin et al. 2002), allerdings stellen psychotische Nebenwirkungen ein mögliches Risiko dar. Eigenartigerweise tendieren viele Patienten spontan aber nicht selten doch zu einer 2-mal täglichen Einnahme. Ein günstiger Effekt wird auch bei nächtlichen Schlafstörungen gesehen, da diese oft Folge eines Nachlassens der dopaminergen Stimulation sind und die lange Halbwertszeit von Cabergolin eine solche auch nachts gewährleistet. Dies wird heute als besonderer Vorteil dieser Substanz gesehen. Die Schlafqualität ist besser und die Zahl der Aufwachphasen sinkt drastisch. Die Nebenwirkungen entsprechen denen der übrigen Dopaminagonisten.

Non-Ergoline bzw. Nicht-Ergotamin-Derivate:

- **Ropinirol** (Requip® 0,25 mg, 0,5 mg, 1 mg, 2 mg, 5 mg Tabl. (A, CH, D)) ist ein Indolinon-Derivat mit einer Halbwertszeit von 5 bis 8 Stunden. Es gilt im frühen Krankheitsstadium etwa gleich und im späteren Krankheitsverlauf etwas weniger wirksam als Levodopa. Bei gleichzeitiger Gabe verkürzt es die Off-Phasen. Es kommt zu einer tonischen Rezeptorstimulation, dadurch auch zu weniger Dyskinesien. Der besondere Vorteil liegt darin, dass es den Ruhetremor hemmt. Der

Beginn mit niedrigen Dosen von 1- bis 2-mal 0,25 mg und langsame Steigerung ist auch hier erforderlich. Die Herstellerfirma empfiehlt in der ersten Woche eine Dosis von 3-mal 0,25 mg, in der zweiten Woche 3-mal 0,5 mg bei weiterer Steigerung in gleicher Form bis 3-mal 3 mg in der 6. Woche. Man wird dies aber von der individuellen Verträglichkeit abhängig machen. Eine Tagesdosis von bis zu 24 mg wird von der Firma angegeben. Eine koronare Herzkrankheit oder eine arterielle Hypertonie stellen keine Kontraindikation dar. Eine Hochdosistherapie mit bis zu 36 mg täglich wurde in fortgeschrittenen Krankheitsstadien und ausgeprägten motorischen Komplikationen als erfolgreich und verträglich beschrieben (Müngersdorf et al.). Die Gabe von 3-mal 20 mg Domperidon (Motilium®) ist dabei erforderlich.

- **Pramipexol** (Sifrol® 0,088 mg, 0,18 mg, 0,35 mg, 0,7 mg Tabl. (A, D)) ist ein Aminothiazol-Derivat mit einer Halbwertszeit von 8 bis 12 Stunden und einer Wirkung vor allem an D3- mehr noch als an D2-Rezeptoren. Zweckmäßig ist der Beginn mit 0,088 mg abends und dann wöchentliche Steigerung. Es hat von allen Dopaminagonisten die günstigste Wirkung auf den Tremor und einen durchaus positiven Effekt auf Depressionen, sediert aber möglicherweise etwas mehr. An weiteren Nebenwirkungen können Nausea, Kopf- und Bauchschmerzen auftreten. In der Monotherapie sieht man weniger motorische Komplikationen als bei reiner L-Dopa-Therapie. Eine neuroprotektive Wirkung wird auch hier – wie bei allen Dopaminagonisten – diskutiert, ist aber am Menschen noch nicht sicher bewiesen.

Die Äquivalenzdosis liegt für 1 mg Cabergolin bei 100 mg L-Dopa, 7 mg Bromocriptin, 20 mg Alpha-Dihydroergocryptin, 0,5 mg Lisurid, 0,7 mg Pergolid, 5 mg Ropinirol und 1 mg Pramipexol (Jörg 2002).

Sifrol® und Requip® wurden eine Zeit lang als Nebenwirkung **Tagesmüdigkeit mit Schlafattacken** zugeschrieben. Heute dominiert die Meinung, dass dies wohl krankheitsimmanent, vor allem durch den gestörten Nachtschlaf beim Parkinsonkranken sei, möglicherweise jedoch eventuell medikamentös verstärkt werde. Müdigkeit trete nach neueren Studien bei den mit unterschiedlichen Dopaminagonisten oder mit Levodopa behandelten Patienten ähnlich häufig auf und korreliert mit höherem Lebensalter, fortgeschrittener Erkrankung und höherer Medikamentendosis. Schläfrigkeit kann durch alle Dopaminagonisten und auch L-Dopa induziert oder verstärkt werden. Es gilt daher grundsätzlich eine gewisse Vorsicht beim Autofahren mit Warnhinweisen an die Patienten, vor allem bei der medikamentösen Neueinstellung! Ein Fahrverbot in den ersten Wochen der therapeutischen Umstellung oder Neueinstellung auf Dopaminagonisten ist zweckmäßig. Der Parkinson-Patient muss auf das erhöhte Risiko des Einschlafens beim Autofahren ausdrücklich hingewiesen werden.

Apomorphin (APO-go® Pen 10 mg/ml) gilt als der potenteste Dopaminagonist, hat aber erhebliche Nebenwirkungen in Form von Übelkeit, Brechreiz und Blutdruckabfall. Es ist seit 2001 in Form eines Injektions-Pens für die Parkinsontherapie zugelassen. Es wird subkutan (s.c.) injiziert oder infundiert – unter Schutz von 3-mal 20 mg Domperidon (Motilium®) – , wobei der Effekt meist nach 5 bis 15 Minuten eintritt. Aufgrund der kurzen Halbwertszeit von etwa 30 Minuten endet die Wirkung allerdings bereits nach etwa 45 Minuten. Es ist daher als Bedarfstherapie geeignet, wobei der Patient die s.c.-Injektion dann anwendet, wenn eine Off-Phase droht. Der Beginn erfolgt mit 1 mg s.c., es kann aber eine langsame Dosissteigerung erfolgen. Zweckmäßig erscheint eine Ersteinstellung unter stationären Bedingungen, bis die Verträglichkeit und die Dosierung ausreichend ausgetestet sind. Möglich ist auch eine kontinuierliche subkutane Infusionstherapie mittels einer transportablen Pumpe, wobei sich jedoch lokale Verträglichkeitsprobleme ergeben können. Psychosen als weitere Nebenwirkungen sind auch hier möglich, weshalb schwere kognitive Leistungseinbußen oder eine Demenz als Kontraindikation gelten.

MAO-B-Hemmer

Selegilin/L-Deprenyl (Movergan®, Antiparkin® 5 und 10 mg Tabl., Xilopar® 1,25 mg Tabl. (D), Jumex® (A), Jumexal®, Regepar® (CH)) steht als einzige Substanz zur Verfügung. Sie hemmt als irreversibler Monoaminoxidase-B (MAO-B)-Hemmer den Dopaminabbau, gleichzeitig auch die Wiederaufnahme von Dopamin und verbessert damit den Effekt des zugeführten L-Dopa. Bei oraler Gabe wird sie rasch resorbiert. Trotz einer geringen Plasma-Halbwertszeit von 0,15 Stunden beträgt die Wirkdauer auf grund partieller irreversibler Blockade der MAO B 1 bis 3 Tage (Mutschler et al. 2001). Die prägastral resorbierbare Schmelztablette Xilopar® vermeidet den intensiven First-Pass-Metabolismus, so dass angenommen wird, dass mit ⅛ der Menge die gleiche Symptomkontrolle erzielt werden kann. Selegilin wird auch eine Reduktion der Bildung neurotoxischer freier Radikale, insbesondere von Hydroxyl-Radikalen – jedenfalls unter experimentellen Bedingungen – zugesprochen. Es soll dadurch eine gewisse neuroprotektive Wirkung und damit einen Einfluss auf die Progredienz der Parkinsonkrankheit haben, wobei letzteres aber durch Studien nicht zweifelsfrei belegt werden konnte. Zur Monotherapie ist die Substanz nicht ausreichend bzw. nur auf Frühstadien begrenzt, geeignet. In Kombination mit L-Dopa besitzt es eine mäßige Wirkung auf alle Kardinalsymptome der Parkinsonkrankheit. Der Einsatz wird vor allem bei jüngeren, d.h. unter 65-jährigen Patienten empfohlen. Fluktuationen wie das On-Off-Phänomen und die End-of-Dose-Akinese in Kombination mit L-Dopa werden günstig beeinflusst. Die Wirkung lässt aber bei langjähriger Therapie nach. Eine kardiotoxische Wirkung ist nicht belegt, trotzdem werden EKG-Kontrollen empfohlen.

Der Beginn erfolgt mit ½ Tablette zu 5 mg morgens bei langsamer Dosissteigerung, zum Beispiel auf zunächst 5 mg, dann auf 7,5 mg, selten bis 10 mg täglich, falls erforderlich. In höherem Lebensalter sollte niedriger dosiert werden. Die Nebenwirkungen entsprechen dem L-Dopa-Effekt, sind aber insgesamt eher gering. Die Einnahme sollte morgens oder mittags erfolgen, zweckmäßiger weise nicht abends, da Schlafstörungen auftreten können. Die gleichzeitige Gabe von Moclobemid (Aurorix®) oder Antidepressiva vom Typ der SSRI muss vermieden werden!

COMT-Hemmer

Als neue Substanz steht Entacapon (Comtess® 200 mg Tabl. (D), Comtan® (CH)) zur Verfügung. Die Halbwertszeit beträgt – ähnlich wie bei L-Dopa – 1 bis 2 Stunden. Es ist der derzeit einzige zugelassene Hemmstoff der Catechol-O-Methyl-Transferase (COMT). L-Dopa wird zum großen Teil bereits extrazerebral durch die COMT zu 3-O-Methyldopa (3-OMD) metabolisiert und kann dann nicht mehr zu Dopamin decarboxyliert werden. Entacapon hemmt extrazerebral die Umwandlung von L-Dopa zu 3-OMD und erhöht dadurch das zerebrale L-Dopa-Angebot. Inwieweit allerdings dadurch eine eventuelle toxische Wirkung von L-Dopa verstärkt wird, ist bisher unklar. Entacapon verlängert die Plasma-Halbwertszeit und damit die Wirkungsdauer von L-Dopa, da der periphere Dopaminabbau verzögert wird. Es führt nicht zu einer Erhöhung der Spitzenkonzentration von Dopamin, sondern zu einer Verlängerung der Wirkungszeit. Eine eigenständige dopaminerge Wirkung besteht jedoch nicht, die alleinige Gabe ist daher wirkungslos. Der ursprüngliche Einsatz erfolgte in fortgeschrittenem Krankheitsstadium mit verkürzter Wirkdauer von L-Dopa, neuerdings wird von manchen Autoren die frühzeitige Kombination empfohlen.

Es wird rasch resorbiert, die Bioverfügbarkeit liegt bei 35 Prozent. Die Ausscheidung erfolgt vorwiegend mit den Faezes. Die Wirkung ist rein peripher. Es kommt zu einer Erhöhung der Menge an L-Dopa, die in das Gehirn aufgenommen wird. Ohne erforderliche Aufdosierung kommt es zu einer raschen Wirkung bei guter Verträglichkeit.

Das mit großen Hoffnungen eingeführte Tolcapon (Tasmar®) wurde in Deutschland bereits nach einigen Monaten wegen Auftretens schwerer Leberschäden vom Markt genommen.

Als Indikation für COMT-Hemmer werden stärkere Bewegungsfluktuationen und häufige Off-Phasen angesehen, vor allem die End-of-Dose-Akinesien. Das Wearing off wird dadurch verkürzt. Die L-Dopa-Dosis muss unter COMT-Hemmern um etwa 10 bis 30 Prozent reduziert werden, weil auf Grund des verminderten Abbaus mehr Dopamin verfügbar ist. Die Zeiten guter Beweglichkeit werden länger, die Off-Zeiten reduziert, damit nimmt die soziale Kompetenz der Erkrankten zu. An Nebenwirkungen können anfangs gastrointestinale Beschwerden auftreten, besonders Diarrhöen, ansonsten bestehen die durch die erhöhte L-Dopa-Konzentration bedingten Begleiterscheinungen, die sich durch dessen Dosisreduktion bessern lassen. Entacapon wird mit jeder – reduzierten – Dosis L-Dopa eingenommen, wobei die empfohlene Höchstdosis bei zehnmal täglich, das heißt 2000 mg Entacapon liegt. Es wirkt rasch und kann ohne Aufdosierung eingesetzt werden. Die Langzeiteffekte werden sich erst in den nächsten Jahren zeigen, zumal auch die Auswirkungen auf den peripheren Metabolismus noch nicht restlos geklärt sind.

Bei Leberinsuffizienz und Phäochromozytom ist Entacapon kontraindiziert. MAO-Hemmer oder Adrenalin und Noradrenalin sollten nicht gleichzeitig mit COMT-Hemmern verordnet werden.

Glutamatantagonisten

Amantadin – ursprünglich zur Grippeprophylaxe entwickelt – wird seit 1969 in der Parkinsonbehandlung eingesetzt und wirkt auf alle Grundsymptome der Erkrankung. Die gute klinische Verträglichkeit hat sich in mehr als drei Jahrzehnten immer wieder bestätigt. Lange Jahre war der Wirkungsmechanismus dieser Substanz unbekannt. Erst vor etwa zehn Jahren fand man eine antiglutaminerge Wirkung mit antagonistischen Effekten am Glutamat- bzw. NMDA-(N-Methyl-D-Aspartat)-Rezeptor. Der NMDA-Rezeptor ist einer von vier Glutamatrezeptorsubtypen. Glutamat gilt als Neurotransmitter mit erregender Wirkung. Vom Striatum gehen zwei Efferenzen aus, eine direkte Verbindung zum Pallidum internum und eine indirekte Verbindung über das Pallidum externum und den Nucleus subthalamicus zum Pallidum internum. Die Efferenzen des Nucleus subthalamicus verwenden Glutamat als Transmitter. Das Dopamindefizit von Parkinsonpatienten bewirkt in diesem Regelkreis eine Überaktivität des Nucleus subthalamicus, d. h. die Glutamatbahn cortico-nigral vom Nucleus subthalamicus zum Globus pallidus internus ist überaktiv. Eine Dämpfung dieser glutamatergen Überaktivität lässt daher eine Verbesserung des Parkinsonsyndroms erwarten. Mit Amantadin wird somit das Ungleichgewicht zugunsten von Glutamat ausgeglichen.

Es kann in allen Krankheitsstadien zur Senkung der L-Dopa-Dosis («L-Dopa-Spareffekt») eingesetzt werden (**Tab. 13-4**). Im Frühstadium der Erkrankung wird dadurch der Beginn der L-Dopa-Therapie hinausgezögert. In der Kombinationstherapie kann Levodopa einsgespart und das Auftreten motorischer Komplikationen verzögert werden. Gerade bei jüngeren Patienten hat die Reduktion der glutamatergen Hyperaktivität besondere Bedeutung, um die Gabe von L-Dopa hinauszuzögern. Bei älteren Patienten in fortgeschrittenem Krankheitsstadium kann durch Amantadin das Auftreten von Dyskinesien vermindert werden, außerdem ist bei Tagesmüdigkeit die vigilanzsteigernde Wirksamkeit hilfreich.

Amantadin steht als Sulfat (zum Beispiel PK-Merz® Tabl. 100 mg, 150 mg, auch als PK-Merz® Brausetablette zu 100 mg (A, CH, D), Tregor® Tabl. 100 mg, 200 mg, Amantadin-neuraxpharm® Tabl. 100 mg, 200 mg u.a.) und als Hydrochlorid (Amantadin-ratiopharm® Tabl. 100 mg), Hofcomant® (A), Symmetrel® (CH) zur Verfügung. Die Halbwertszeit beträgt 10 bis 15 Stunden, es wird nach oraler Gabe rasch und vollständig resorbiert. Amantadinsulfat flutet langsamer an als das Hydrochlorid und führt zu einem gleichmäßigeren Plasmaspiegel. In der Praxis

Tabelle 13-4: Wirkungsweise von Amantadin

- greift in allen Stadien der Erkrankung an und bessert die Kardinalsymptome
- minimiert bestehende Dyskinesien
- reduziert das Auftreten von Wearing-off-Fluktuationen
- erlaubt niedrigere L-Dopa-Dosen
- verzögert die Erfordernis, zu Beginn der Erkrankung L-Dopa einzusetzen
- wirkt möglicherweise neuroprotektiv
- wirkt vigilanzsteigernd und damit günstig auf die Tagesmüdigkeit

zeigen sich aber keine entscheidenden Unterschiede in der Wirkung. Ein kurzfristiger Austausch ist jedoch nicht zweckmäßig. Die Ausscheidung erfolgt zu über 90 Prozent unverändert renal. Es kann als Monotherapeutikum in der Frühphase und als Adjuvans in fortgeschrittenen Stadien eingesetzt werden und hat als Infusion besondere Bedeutung in der akinetischen Krise. Dadurch lassen sich besonders die Levodopa-bedingten Dyskinesien bessern. Auch Gangstörungen, die sich oft mit Dopaminergika nur unzureichend beeinflussen lassen, sprechen gut darauf an. Es ist zur Langzeittherapie geeignet. Neben der antiglutamatergen Wirkung wird auch bei dieser Substanz ein neuroprotektiver Effekt diskutiert bzw. in vitro angenommen, aber noch nicht beim Menschen eindeutig nachgewiesen. Eine vigilanz- und antriebssteigernde Wirkung dieser Substanz ist oft erwünscht, bedingt aber, dass eine abendliche Gabe eher vermieden werden sollte.

An Nebenwirkungen kommt es gelegentlich zu peripheren Ödemen, einer Livedo reticularis, innerer Unruhe, Schlafstörungen und selten, meist bei älteren Menschen zu Psychosen. Begonnen wird mit täglich 100 mg Amantadinsulfat morgens bei langsamer Steigerung. Die mittlere Dosierung liegt bei 300 bis 450 mg/die. Eine Dosierung bis maximal 600 mg/die ist möglich.

Amantadin als Infusion (PK-Merz®-Infusion 200 mg in 500 ml) über 5 bis 10 Tage führt zu einer Verbesserung der Wirkungsfluktuationen und kann auch außerhalb der akinetischen Notfallsituation eingesetzt werden.

Bei Niereninsuffizienz und schweren hypotonen Zuständen ist Amantadin kontraindiziert.

Möglicherweise hat auch **Memantine** (Axura®, Ebixa® Tabl. und Lösung), ebenfalls ein NMDA-Antagonist, einen günstigen Effekt auf den Tremor. Die Verbesserung der Motorik bei alltäglichen Handlungen und der Stimmungslage sowie emotionaler Störungen und kognitiver Beeinträchtigungen konnte in placebokontrollierten Studien nachgewiesen werden. Für die Behandlung einer Demenz ist Memantine bereits zugelassen.

Budipin (Parkinsan®) gehört mit in die Gruppe der Glutamatantagonisten und blockiert ebenfalls den NMDA-Glutamatrezeptor, hat aber zusätzlich zentrale anticholinerge Eigenschaften. Günstig ist der tremorhemmende Effekt. Es wird bei oraler Gabe zu etwa 80 Prozent resorbiert. Die Plasma-Halbwertszeit liegt bei 30 Stunden. Die Ausscheidung erfolgt vorwiegend renal. Es empfiehlt sich der Beginn mit 10 mg bei wöchentlicher Steigerung. Neben Übelkeit, Mundtrockenheit, Akkommodations- und Gedächtnisstörungen besteht als gravierende Nebenwirkung die Gefahr von Herzrhythmusstörungen in Form von Überleitungsstörungen mit Verlängerung der QT-Zeit und lebensbedrohlichen Torsades de Pointes, daher wurde das Präparat bedingt aus dem Verkehr gezogen. Es kann zwar noch verordnet werden, aber unter ausdrücklicher schriftlicher Verpflichtung des Arztes zu engmaschigen EKG- und kardialen Kontrollen. Bei den meist im mittleren bis höheren Lebensalter stehenden Parkinsonpatienten ist dies äußerst problematisch, denn eine beginnende koronare Herzkrankheit kann oft nicht ganz ausgeschlossen werden, wenn sie nicht ohnehin schon manifest ist. Das Risiko, eine Substanz mit der Gefahr von Herzrhythmusstörungen zu verabreichen, die zudem nicht unmittelbar lebensnotwendig ist, erscheint dann doch sehr hoch.

Anticholinergika

Die Anticholinergika (m-Cholinozeptor-Antagonisten) mit Hemmung der muskarinergen Azetylcholin-Rezeptoren stellen die älteste Substanzgruppe in der Parkinsontherapie dar. Sie wirken über einen Ausgleich des cholinergen Übergewichtes im Striatum. Belladonnaextrakte beziehungsweise -alkaloide wurden als Therapie schon vor 100 Jahren benutzt und nach dem zweiten Weltkrieg synthetisch hergestellt. Sie haben heute noch eine gewisse Bedeutung bei tremor-dominanten Formen des Parkinson-Syndroms, auch bei ausgeprägten vegetativen Begleiterscheinungen wie Hyperhydrosis und Hypersalivation. Die Wirkung auf die Akinese ist eher gering, etwas besser auf den Rigor. Die Anwendung erfolgt heute zurückhaltend, nachdem negative psychotrope Effekte, besonders bei vorbestehenden mnestischen Störungen beobachtet wurden. Sie werden heute nicht mehr regelhaft eingesetzt. Die Vorstellung, dass bei Demenzen vom Alzheimertyp ein Mangel an Azetylcholin vorliegt, lässt den Einsatz von Anticholinergika bezüglich negativer kognitiver Wirkungen ungünstig erscheinen. Vor allem bei älteren Patienten besteht die Gefahr einer Verstärkung von Gedächtnisstörungen und das Auftreten von exogenen Psychosen mit Halluzinationen und Verwirrtheitszuständen bei Gabe dieser Substanzen. Wenn sie verabreicht werden, sollte man sie wegen der Gefahr eines Reboundeffekts keinesfalls abrupt absetzen. Weitere Nebenwirkungen sind durch die muskarinartigen Effekte bedingt. Dazu gehören Mundtrockenheit, Tachyarrhythmie, Akkommodationsstörungen, Augendruckerhöhung, Miktionsstörungen, besonders bei Prostatahyperplasie, auch Obstipation und andere gastrointestinale Störungen.

Letztlich ist die Anwendung heute vor allem auf den Tremor fokussiert.

Im Handel sind Biperiden (zum Beispiel Akineton® 2 und 4 mg (A, CH, D)), Trihexyphenidyl (zum Beispiel Artane® 2 und 5 mg (A, CH, D)) Bornaprin (zum Beispiel Sormodren® 4 mg (A, D)), Metixen (zum Beispiel Tremarit® 5 und 15 mg (D), Tremaril® (CH)) u.a. Es ist auch noch ein Belladonnaextrakt mit dem Markennamen Tremoforat® im Handel verfügbar.

Die einzelnen Präparate beeinflussen die jeweiligen Parkinson-Symptome nicht unterschiedlich, wie es die Handelsnamen zum Teil suggerieren. Entschließt man sich zum Einsatz, empfiehlt sich auch hier eine langsame Steigerung einer anfangs niedrigen Ausgangsdosis und ein langsames Ausschleichen beim Absetzen.

Weitere Substanzen

Bei der Tremorbehandlung, besonders des Halte- und Aktionstremors, haben Beta-Rezeptorenblocker wie Propranolol (z.B. Dociton®), aber auch Benzodiazepine wie Clonazepam (zum Beispiel Rivotril®) Bedeutung. Neuerdings werden auch Erfolge

Tabelle 13-5: Absolut kontraindizierte Medikamente (modifiziert nach Jörg, 2002)

Substanzgruppe	Wirkstoff	Handelspräparate, z.B.
1. Kalziumantagonisten	Flunarizin Cinnarizin	Sibelium® Stutgeron®
2. Antiemetika	Metoclopramid	Paspertin®, Gastrosil®
3. Antihypertensiva	Reserpin Alpha-Methyl-Dopa	Briserin®, Elfanex® Presinol®
4. Präsynaptische Antagonisten	Tetrabenazin	Nitoman®
5. Antiarrythmika	Amiodarone	Cordarex®

mit Gabapentin (Neurontin®) berichtet. Clozapin (Leponex®) kann ebenfalls beim Ruhetremor angewandt werden, allerdings unter strengen Blutbildkontrollen wegen einer möglichen Agranulozytose. Ansonsten erweist sich beim Tremor eine Umstellung auf den Dopaminagonisten Pramipexol (Sifrol®) oft als günstig.

Bei den Parkinsonpsychosen hat Clozapin ebenfalls einen festen Stellenwert.

Auf weitere, in der Parkinsontherapie wichtige ergänzende Substanzen wird in den entsprechenden Kapiteln näher eingegangen.

Kontraindizierte Medikamente bei Morbus Parkinson

Als Kontraindikation (**Tab. 13-5, 13-6**) gilt die gleichzeitige Verabreichung von Kalziumkanalblockern wie Flunarizin (z.B. Sibelium®), Metoclopramid (z.B. Paspertin®) und Reserpin (z.B. Briserin®), bedingt der Einsatz von klassischen hochpotenten Neuroleptika im Gegensatz zu den neuen atypischen neuroleptisch wirksamen Substanzen wie Clozapin (Leponex®), Risperidon (Risperdal®) oder Olanzapin (Zyprexa®). In einzelnen Fällen wurden unter Fluoxetin (Fluctin®) extrapyramidale Nebenwirkungen beschrieben.

Tabelle 13-6: Relativ kontraindizierte Medikamente (modifiziert nach Jörg, 2002)

Substanzgruppe	Wirkstoff	Handelspräparate, z.B.
1. Dopamin-Antagonisten	Neuroleptika (außer den atypischen Neuroleptika)	Haloperidol u.a.
	bedingt atypische Neuroleptika: Sulpirid Clozapin Tiaprid	 Dogmatil®, Neogama® Leponex® Tiapridex®
2. Vitamin B 6	Pyridoxin	
3. Lithium		Quilonum retard®, Hypnorex retard®
4. SSRI	Fluoxetin?	Fluctin®

14 Neurochirurgie

Stereotaktische Eingriffe hatten beim Morbus Parkinson vor Einführung der effektiven medikamentösen Therapie erhebliche Bedeutung. Hauptindikation war der sonst kaum beeinflussbare Tremor. Die frühe Beobachtung von James Parkinson, dass ein ausgeprägter Ruhetremor nach einem «Schlaganfall» mit Lähmung der entsprechenden Seite sistierte und im Rahmen der Besserung der Parese wieder auftrat, ließ entsprechende Überlegungen aufkommen. Die früher durchgeführten Eingriffe im Sinne der Pallidotomie und Thalamotomie durch Thermokoagulation waren destruierend und damit irreversibel und sie waren auch mit nicht unerheblichen Nebenwirkungen behaftet.

Die neurochirurgische Therapie erlebte in den letzten Jahren mit der **Hochfrequenztiefenhirnstimulation** (HFS) eine gewisse Renaissance. Über ein Bohrloch wird eine Sonde bis zu den gewünschten Hirnarealen geführt, anschließend erfolgt ohne Destruktion eine lokale Hochfrequenzstimulation. Das implantierbare System besteht aus der stereotaktisch eingeführten Sonde und dann in einem zweiten Schritt subkutan – ähnlich einem Herzschrittmacher – implantierten Impulsgenerator. Die Veränderung der Stimulationsparameter erfolgt von außen über ein spezielles Programmiergerät. Die Lebensdauer der Batterien des Impulsgebers liegt bei etwa 3 bis 6 Jahren, dann wird das gesamte Gerät getauscht. Neurophysiologisch kommt es zu einer Depolarisation und damit zu einer reversiblen Inhibierung eines Kerngebietes. Die doppelseitige chronische Hochfrequenzstimulation des Nucleus ventralis intermedius (VIM) des Thalamus hat den Tremor als Zielsymptom, die des Globus pallidus internus (Gpi) findet bei Dyskinesien Anwendung, die des Nucleus subthalamicus (Stn) bei Rigor und Akinese, auch bei Tremor und Dyskinesien. Sie nimmt direkten Einfluss auf die Funktion der Basalganglien und damit auf die gesamte Parkinsonsymptomatik. Dies ist besonders für die Beeinflussung des Tremors von praktischer Bedeutung. Die neurochirurgischen Verfahren erfordern allerdings eine strenge Indikationsstellung für besonders ausgewählte Patienten in fortgeschrittenen Stadien und sind an spezialisierte Zentren gebunden. Die Kosten für einen derartigen Eingriff werden mit etwa 8000 Euro beziffert.

Vor einem operativen Eingriff gilt: Die Diagnose eines idiopathischen Parkinson-Syndroms muss gesichert sein, das biologische Alter sollte 75 Jahre nicht übersteigen, es sollte keine schwere Demenz oder Depression zusätzlich bestehen, auch keine schwere Gang- und Standinstabilität und es sollten die medikamentösen Behandlungsstrategien ausgeschöpft worden sein.

Der Nucleus subthalamicus, der gegenwärtig als Zielgebiet favorisiert wird, greift auch in limbische und kognitive Regelkreise ein. Daher ist ein entsprechender Eingriff bei depressiven oder dementen Patienten nicht indiziert.

Die **Implantation fetaler dopaminerger Zellen** und embryonaler Dopaminneuronen beziehungsweise die Stammzellen-Transplantation wird seit 30 Jahren immer wieder in den Medien diskutiert, hat derzeit aber noch keine praktische Anwendung gefunden. Immerhin konnten sich transplantierte dopaminerge Zellen in den Gehirnen der Parkinson-Kranken gut entwickeln, die zum Teil die dopaminerge Innervation übernehmen konnten. Für die Zukunft ergeben sich aus der Stammzellen-Transplantation interessante Aspekte, und es bleibt zu hoffen, dass sich damit länger anhaltende Verbesserungen der dopaminergen Funktionen und damit der Bewegungsfähigkeit der Patienten unter Einsparung der Medikamente erzielen lassen.

15 Physiotherapie

Den physikalischen Therapiemaßnahmen kommt bei diesem Krankheitsbild eine ganz entscheidende Bedeutung zu. Sie waren vor Einführung der modernen Pharmakotherapie essenziell, haben aber auch heute nichts von ihrem Wert eingebüßt. Vorrangig ist die Krankengymnastik auf neurophysiologischer Grundlage mit Bewegungsübungen, auch im Wasser, die Gangschulung, Entspannungsübungen, Atemübungen und das Training der Alltagsaktivitäten. Besondere Bedeutung haben Übungen, die das richtige Umdrehen im Stehen, das aufrechte Gehen mit großen Schritten, das Setzen und Aufstehen, auch das Umdrehen und Aufrichten im Bett trainieren und hierbei Sicherheit vermitteln. Damit kann den gefürchteten Stürzen mit all ihren Komplikationen vorgebeugt werden. Für den Alltag sind derartige Maßnahmen nicht hoch genug einzuschätzen.

Das Ziel sollte sein, möglichst lange die Selbstständigkeit zu erhalten. Die Erfolge lassen sich zwar schwer messen und objektivieren, nicht zuletzt auf Grund der Unwägbarkeiten außerhalb des Krankheitsbildes und der ohnehin schwankenden Symptomatik, der subjektive Erfolg ist aber unbestritten. Frühzeitig sollte Gelenkkontrakturen vorgebeugt werden. Kontrollierte Studien zu den Ergebnissen physikalischer Therapiemaßnahmen liegen allerdings nicht vor. Ebenfalls übereinstimmend wird der günstige Einfluss von Massagen auf das gesamte Beschwerdebild gewertet, zumal zweifellos erhebliche Muskelverspannungen bestehen, die auch sehr schmerzhaft sein können. Jüngere Patienten in frühem Krankheitsstadium sollten möglichst lange versuchen, in geeigneter Form sportlich tätig sein. Grundsätzlich sollte Normalgewicht angestrebt werden. Auf ausreichende Flüssigkeitszufuhr ist zu achten.

Logopädie und Ergotherapie sind zusätzliche und manchmal unverzichtbare Therapiemaßnahmen.

In den Parkinson-Spezialkliniken (**Tab. 15-1**) erfolgt intensivierte Physiotherapie oft mit Angehörigenschulung und einem umfassenden Training mit Anleitung zu den verschiedensten Alltagsverrichtungen. Ambulant lässt sich dies in einer so umfassenden Form aus verschiedenen Gründen nicht durchführen.

Hilfsmittel, etwa in Form von Haltehilfen im Sanitärbereich, Duschsitzen, Badewannenlifter, Griffe an Treppen, im Badezimmer und in der Toilette sind wertvolle Maßnahmen, um Stürze zu vermeiden. Auch einfache Werkzeuge und angepasste Hilfsmittel beim Essen und bei der Körperhygiene wie erhöhte Toilettensitze können die Lebensqualität entscheidend verbessern. Klettverschlüsse an Schuhen und Hemden erleichtern das Ankleiden. Allein schon Warmhalteplatten für Speisen und Stövchen, um Getränke warm zuhalten sind nützlich, auch eine raue Unterlage,

Tabelle 15-1: Fachkliniken für Parkinson-Kranke in Deutschland

1. Neurologisches Fachkrankenhaus für Bewegungsstörungen/Parkinson, Paracelsusring 6a, 14547 Beelitz-Heilstätten, Telefon (033204) 22781
2. Paracelsus Nordseeklinik Helgoland, Invasorenpfad, 27498 Helgoland, Telefon (04725) 8030
3. Paracelsus Elena Klinik, Klinikstraße 16, 34128 Kassel, Telefon (0561) 6009-0
4. Gertrudis-Klinik, Karl-Ferdinand-Broll-Straße. 2–4, 35638 Leun-Biskirchen, Telefon (06473) 305-0
5. Schlossberg-Klinik Wittgenstein, Klinik für Parkinson und Multiple Sklerose, Schlossstrasse 40, 57334 Bad Laasphe, Telefon (02752) 101-0
6. Klinik Ambrock, Klinik für Neurologie, Universität Witten/Herdecke, Ambrocker Weg 60, 58091 Hagen, Telefon (02331) 974312
7. Parkinson Klinik Bad Nauheim, Franz-Groedel-Straße 6, 61231 Bad Nauheim, Telefon (06032) 781-0
8. Parkinson-Klinik Wolfach, Kreuzbergstraße 12–16, 77709 Wolfach/Schwarzwald, Telefon (07834) 9710
9. Fachklinik Ichenhausen – Neurologische Abteilung mit Fachbereich Morbus Parkinson, Krumbacher Straße 45, 89335 Ichenhausen, Telefon (08223) 99-1034
10. Waldklinik Bernburg – Neurologische Klinik – Behandlungszentrum für Parkinsonkranke, Kesslerstraße 8, 06406 Bernburg, Telefon (03471) 366053
11. Landesfachkrankenhaus, Abt. Neurologie mit Fachbereich für Parkinsonkranke, Bahnhofstraße 1a, 07646 Stadtroda, Telefon (036428) 560

damit die Teller nicht wegrutschen, breite Teller und Tassen mit großem Henkel, Schnabeltassen und eventuell ein Strohhalm zum Trinken bieten Erleichterungen im Alltag.

16 Psychotherapie und Krankheitsbewältigung unter Einbeziehung des familiären Umfeldes

Die Parkinson'sche Krankheit als chronische, nicht heilbare und progrediente Erkrankung führt häufig zu erheblichen Problemen der Krankheitsverarbeitung, wobei nicht nur der Kranke selbst, sondern auch das gesamte familiäre Umfeld betroffen ist. Jeder Arzt, der Parkinsonkranke betreut, kennt die Belastung, die die pflegenden Familienangehörigen zu tragen haben («caregiver burden»). Sie haben meist weniger soziale Kontakte, leiden häufiger an Depressionen, an anderen psychischen Störungen und nicht selten an Tranquilizer- und Alkoholabusus. Gerade die Progredienz des Krankheitsbildes mit zunehmender Beeinträchtigung in allen Alltagsbereichen und die von den Angehörigen erlebte Hoffnungslosigkeit spielt hier eine große Rolle. Die Möglichkeit, wenigstens einige Stunden des Tages für sich nutzen zu können, ist oft nicht gegeben. Man wird daher als behandelnder Arzt auch versuchen, den Angehörigen mit Rat und Tat zur Seite zu stehen und im Rahmen des möglichen Erleichterungen in der Pflege anzusprechen.

Besonders für pflegende Familienangehörige kann der Kontakt mit Selbsthilfegruppen hilfreich sein. Die Deutsche Parkinson-Vereinigung (dPV), Moselstraße 31, 41464 Neuss, Telefon (0 21 31) 4 10 16/17 erteilt dazu nähere Auskünfte.

An der Parkinson-Krankheit leidet nicht nur der Patient selbst, sondern letztlich die ganze Familie.

Frühzeitig mischen sich organisch-psychische Störungen auf der Basis der Neurotransmittererkrankung mit psychoreaktiven Faktoren. Auch die so häufige Depression bei diesem Krankheitsbild hat teils organische, teils reaktive Ursachen. Hirnleistungsstörungen aller Schweregrade, die von der Bradyphrenie bis zur Demenz reichen, und vor allem das fluide, d.h. aktuell verfügbare Intelligenzniveau beeinträchtigen, prägen das Krankheitsbild. Besonders die Planung und die Durchführung neuer Handlungen, letztlich eine reduzierte Umstellungsfähigkeit mit einer Neigung zur Perseveration bereitet im Alltag Schwierigkeiten. Auch können schon im frühen Krankheitsstadium visuell-räumliche Funktionen gestört sein. Die Gedächtnisstörung betrifft besonders den Abruf effizienter Handlungsstrategien.

Subjektiv stehen zunächst Klagen über leichte Vergesslichkeit, Interessenverlust, Affektverflachung und Einbuße an Spontaneität im Vordergrund, woraus der Rückzug von sozialen Aktivitäten, ein Verlust von Selbstvertrauen und Vitalität resultiert. Bei entsprechender Motivation kann es aber durchaus zu einer erstaunlichen, wenngleich kurzfristigen Steigerung der Leistungsfähigkeit kommen. Vor diesem organischen Hintergrund sind auch die psychosomatischen Aspekte zu verstehen. Die Krankheit trifft nicht nur Menschen höheren Lebensalters, sondern kann durchaus häufig auch im mittleren Lebensalter auftreten, wobei manchmal der Beginn der Symptome in biographisch bedeutsame Situationen fällt und die Symptomatik erheblich von spezifischen und auch unterschiedlichen Lebenssituationen abhängig sein kann. Es lässt sich unschwer verstehen, dass eine derart eingreifende Krankheit, wenn sie im mittleren Lebensalter auftritt, die gesamte weitere Lebensplanung schwerwiegend beeinträchtigt.

Im späteren Verlauf sehen wir dann im Parkinsonkranken das fast schablonenhafte Bild eines stark vorgealterten Menschen, der nicht nur äußerlich in seinem Haltungs- und Bewegungsmuster starr wirkt, sondern auch psychisch verlangsamt und an Altbekanntem verhaftet erscheint. Die zunehmende Hilfsbedürftigkeit in allen Alltagsbereichen wird dem Kranken immer deutlicher schmerzlich bewusst. Er verliert auch in zunehmendem Maße die Fähigkeit zu einer spontanen und adäquaten mitmenschlichen Kontaktaufnahme.

Es wurde früh versucht, **prämorbide Persönlichkeitsmerkmale** herauszuarbeiten, wobei in verschiedenen Untersuchungen Zwanghaftigkeit mit übertriebenem Ordnungssinn, extremer Fleiß und Arbeitseifer, auch eine ausgeprägte Identifikation mit rigiden sozialen Wertvorstellungen, gehemmter Aggression und gelegentlich auch übertriebener Religiosität in der Primärpersönlichkeit vorherrschen sollen. Psychodynamische Erklärungsmodelle gingen von einer eingeengten und der Spontaneität beraubten Existenz aus, der die Integration aggressiver und auch libidinöser Impulse immer weniger gelinge. Die Annahme eines bestimmten parkinsonspezifischen Persönlichkeitstypus wird aber nicht allgemein akzeptiert. Eine neurobiologische Sichtweise postuliert, dass bei dem Parkinson-Patienten frühkindliche, vielleicht sogar intrauterine Einflüsse zu einer Reduktion dopaminerger Neurone und als Folge davon zu einer das ganze Leben anhaltenden Persönlichkeitsveränderung geführt haben. Es wird hier von einem mesolimbisch-mesokortikalen Dopamindefizit ausgegangen.

Bei Annahme einer organischen Grundstörung mit konstitutionell schwachem Dopaminsystem liegt es nahe, eine Dekompensation in Stresssituationen zu postulieren, was dann zur klinischen Manifestation führt. Bei manchen Parkinson-Patienten kommt es im Anschluss an belastende Lebenssituationen («life events»), aber auch nach interkurrenten Erkrankungen, Alkoholexzessen oder Hirntraumen zu einer Erstmanifestation oder einer Verschlimmerung einer vorbestehenden leichten Symptomatik. Allerdings ist dies nicht obligat. Im Praxisalltag überwiegen bei weitem die ohne äußeren Anlass spontan auftretenden Erkrankungen.

Aus psychoanalytischer Sicht wird eine mangelnde Integration aggressiv-destruktiver Impulse mit narzisstischer Überempfindlichkeit als zentrales Problem gesehen und andauernde psychodynamische Konflikte als möglicher Risikofaktor bei entsprechend disponierten Personen gewertet. Daraus könnte dann eine vorzeitige Ermüdung eines konstitutionell schwachen Dopamintransmittersystems folgen. Ähnliche Überlegungen gelten für die häufige Begleitdepression. Auch hier kann die zum Teil sehr frühe Manifestation auf eine latent gestörte Neurotransmitterfunktion hinweisen. Die im Laufe der Krankheit sich nachvollziehbar einstellenden depressiven Störungen sind dann zumindest teilweise als reaktiv zu werten. Allerdings wird eine unmittelbare Korrelation zwischen Depression und Ausmaß der funktionellen motorischen Einschränkung nicht allgemein bestätigt.

Der schwerst bewegungseingeschränkte Parkinson-Patient zeigt naturgemäß auch Störungen und Veränderungen des **Körpererlebens** und der Wahrnehmung seiner Körperfunktionen. Er erfährt an sich eine zunehmende Entfremdung des eigenen Leibes. Die bei gesunden Menschen als selbstverständlich vorausgesetzten und nicht mehr unmittelbar bewusst wahrgenommenen Bewegungsabläufe gehen eben «nicht mehr von selbst» und lassen sich auch nur bedingt willentlich beeinflussen. Dabei ist auch zu berücksichtigen, dass sich hinter der starren Maske der Parkinson-Patienten nicht selten vielfältige subjektive Empfindungen verbergen, die oft mit innerer Spannung und qualvoller innerer Unruhe erlebt werden, aber auch als ängstliche Unsicherheit und vor allem als zunehmend kränkende Abhängigkeit von der Umgebung. Dazu tragen die im späteren Verlauf der Behandlung auftretenden Fluktuationen wesentlich bei, die von der Umgebung oft nicht verstanden und fälschlich als «nicht wollen» interpretiert werden. Ein interessantes, letztlich wohl neurobiologisch zu erklärendes Phänomen ist die «Kinesia paradoxa», d. h. die plötzliche Wiedergewinnung der Beweglichkeit bei starker emotionaler Erregung, etwa bei unmittelbarer Bedrohung, Unglücksfällen und anderen akuten und stark aufwühlenden Erlebnissen.

Die **Krankheitsverarbeitung** ist unterschiedlich: Anfangs werden die Leistungseinbußen vom Betroffenen nicht selten subjektiv als Ängstlichkeit oder Ermüdung eingeschätzt und damit verdrängt, gelegentlich auch im Sinne der Rationalisierung anderweitig organisch zugeordnet. Die Diagnosestellung führt dann meist zu einer tiefgreifenden Verunsicherung, dem «Diagnoseschock», vor allem wenn das Krankheitsbild in der Umgebung bereits miterlebt wurde. Die kurzfristige Besserung durch Medikamente bedingt dann später eher eine Entlastung mit neuen Hoffnungen. Das Auftreten von Fluktuationen im weiteren Verlauf lässt dann zunehmend die Grenzen der therapeutischen Möglichkeiten erkennen. Nach der anfänglichen Verdrängung kommt es später häufig zur Resignation und zu depressiven Verstimmungen.

Unter den **psychosozialen Aspekten** steht die Erschwernis der Kommunikation mit der Umwelt im Vordergrund. Schon die Beeinträchtigung der averbalen Äußerungen durch die zunehmend starre Mimik und die verlangsamten Bewegungsabläufe führt zu einer Störung der zwischenmenschlichen Interaktion. Der Mitmensch kann am Gesicht des Parkinson-Kranken keine Emotionen ablesen, weder Freude noch Trauer, auch oft kein Interesse am Gespräch, was dann zur Enttäuschung und zum Rückzug des Gesprächspartners führt. Der Patient erlebt dies aber sehr wohl bewusst, empfindet sich als unverstanden, zurückgesetzt, gleichzeitig hilflos und in der sozialen Interaktion überfordert. Ein dadurch bedingter Rückzug seinerseits verstärkt die ohnehin schon organisch bedingte Bewegungsarmut und

Erstarrung. Auch Änderungen der Lebenssituation, etwa der Tod des pflegenden Ehepartners oder eine Heimunterbringung, führen zu schweren existentiellen Krisen, da eine adäquate Verarbeitungsmöglichkeit, oft schon ein zwischenmenschlicher Gedankenaustausch fehlt.

Die **Bezugspersonen**, meist der Ehepartner oder die erwachsenen Kinder, leiden ganz erheblich unter der Erkrankung und sind häufig großen Belastungen ausgesetzt. Auch sie nehmen die scheinbare emotionale Starre des Patienten wahr, fühlen sich ihrerseits gekränkt und unverstanden. Die deutlichen Fluktuationen der motorischen Beeinträchtigung lassen die Angehörigen oft, vor allem zu Beginn der Erkrankung an der allein organischen Genese zweifeln. Eine unzureichende Kommunikation zwischen den Partnern, aber auch störende motorische oder vegetative Symptome, wirken sich auch frühzeitig negativ auf die sexuelle Beziehung aus.

Das **Arzt-Patienten-Verhältnis** ist häufig ebenfalls problematisch. In der Anfangsphase, in der oft die Diagnose in Frage gestellt, negiert und vielfach nicht akzeptiert wird, ist ein häufiger Arztwechsel nicht selten. Man glaubt dem Arzt, der die Diagnose erstmals stellt oft nicht und sucht einen anderen Arzt, der «harmlose» Erklärungen der Beschwerden anbietet. Dieser erste konsultierte Arzt, oft ein Neurologe, der dann eventuell später wieder aufgesucht wird, reagiert seinerseits manchmal gekränkt. Später neigen die Patienten dann dazu, sich an den behandelnden Arzt zu klammern und ihn dadurch emotional zu überfordern. Kommt es dann nach einigen Jahren zu einem zunehmenden Wirkungsverlust der Medikation, sind latente Vorwürfe und eine oft unterschwellig gereizte Grundhaltung des Patienten dem Arzt gegenüber vorherrschend. Der stark verlangsamte und in seinen Ausführungen zeitraubende Patient stellt den unter Zeitdruck stehenden Arzt wiederum vor neue Probleme, so dass von ihm oft primär in der Behandlung der Kontakt zu den Angehörigen gesucht wird, wodurch sich der Patient übergangen und quasi entmündigt fühlt. Die Analyse der Gegenübertragung ist gerade hier für eine stabile Arzt-Patienten-Beziehung unerlässlich. Manche Patienten und ihre Angehörigen suchen Informationen außerhalb des unmittelbaren Arzt-Patienten-Kontaktes, etwa im Internet und sind dann misstrauisch, ob auch das modernste Medikament und die neueste Behandlung verschrieben wurde. In den fortgeschrittenen Krankheitsstadien, in denen die Wirkung der Medikation nachlässt, ist dies auch menschlich nachvollziehbar. Der zunehmende Budgetdruck, unter dem die Ärzte stehen, belastet gerade bei diesem zweifellos «teuren» Krankheitsbild die therapeutische Beziehung.

Die **Compliance** ist bei den Parkinson-Patienten, wenn die Diagnose einmal akzeptiert worden ist, meist erstaunlich gut. Sie neigen bei der Medikamenteneinnahme oft zu einer eher zwanghaft kontrollierten Haltung und befolgen die Anweisung zur mehrmals täglichen Einnahme der Tabletten minutiös, was andere Patienten oft überfordern würde. Allerdings können in späteren Krankheitsstadien kognitive Leistungseinbußen die regelmäßige Medikamenteneinnahme beeinträchtigen.

Gelegentlich sind auch **psychogene Störungen** von einem Parkinson-Syndrom abzugrenzen, etwa ein psychogener Tremor oder auch psychogene Gangstörungen.

Für einen psychogenen Tremor spricht der plötzliche beidseitige Beginn, die fehlende Verschlechterung im Verlauf und auch die plötzlich wechselnde Frequenz in Ruhe, Haltung und Bewegung. Psychogene Gangstörungen werden mehr als Schwäche, Schritthemmung, Gleichgewichtsstörung und allgemeines Zittern demonstriert, wobei auch oft die Dramatik der Situation im Vordergrund steht. Ermutigung einerseits und Ablenkung durch zusätzliche Aufgaben andererseits können psychogene Gangstörungen stark beeinflussen, allerdings gilt dies auch für das Parkinson-Syndrom. Es bedarf hier einer subtilen neurologischen Untersuchung und oft auch einer Verlaufsbeobachtung, wenn diese Frage im Raum steht.

Es gilt aber auch zu bedenken, dass Patienten mit gesichertem Morbus Parkinson nach wiederholten Stürzen eine zusätzliche phobische Gangstörung mit subjektivem Schwindel entwickeln können, die ihre Bewegungsfähigkeit nicht selten mehr behindert als die ursprüngliche Hypokinese.

Gerade beim idiopathischen Parkinson-Syndrom zeigt sich die enge Verknüpfung organischer und psychoreaktiver Komponenten.

Vor diesem Hintergrund sind stützende **psychotherapeutische Maßnahmen** im weitesten Sinn notwendig, die auch die Angehörigen einbeziehen.

Die Mitteilung der Diagnose «Parkinson» stellt oft eine akute seelische Belastung für den Patienten und seine Angehörigen dar, und es werden damit Siechtum und Pflegebedürftigkeit verknüpft. Eine sachliche **Aufklärung** über die Behandlungsmöglichkeiten und eine behutsame ärztliche Führung ist hier von besonderer Bedeutung. Die vielfältigen Abwehrmechanismen in der Krankheitsbewältigung, die Fragen zur weiteren Lebensgestaltung, die Erfordernis einer lebenslangen Medikamenteneinnahme und einer konsequenten ärztlichen Behandlung müssen meist immer wieder diskutiert werden, bis sich eine stabile Akzeptanz der Krankheit einstellt. Zu bearbeitende Themen sind auch die oft bestehende Selbstisolation mit Rückzugtendenzen, Konflikte mit den Angehörigen, die zunehmende Empfindlichkeit gegenüber emotional aufrührenden Ereignissen, manchmal auch alltäglicher Art und schließlich auch die häufige Überbehütung durch die Umgebung.

Psychische Belastungen können durchaus über eine vermehrte körperliche Anspannung zu einer Zunahme der somatischen Symptome und Beschwerden führen. Ziel der stützenden psychotherapeutischen Maßnahmen ist es, diesen Teufelskreis zu durchbrechen und eine Akzeptanz der Krankheit und ihrer Folgen zu erreichen.

17 Spezielle Probleme

Parkinson-Psychose

Sämtliche Medikamente, die zur Parkinsontherapie verwandt werden, können zur Entwicklung einer Psychose führen. Dies gilt speziell für ältere und zerebral in irgendeiner Form vorgeschädigte Menschen, etwa bei zusätzlich bestehenden Hirndurchblutungsstörungen. Internistische Erkrankungen, vor allem fieberhafte Infekte mit gleichzeitiger Exsikkose prädisponieren besonders dazu. Man nimmt an, dass zwischen 10 und 20 Prozent der mit L-Dopa oder Dopaminagonisten behandelten Parkinsonkranken eine Psychose mit Verwirrtheitszuständen und optischen Halluzinationen entwickeln. Vorher kommt es meist zu lebhaften Träumen, zu «Albträumen», dann zu optischen Pseudohalluzinationen, vor allem in der Dämmerung und in der Einschlafphase. In diesem Stadium genügt therapeutisch oft eine Dosisreduktion.

Reicht dies nicht aus, wird man zuerst verabreichte Anticholinergika und Amantadine absetzen, erforderlichenfalls als nächsten Schritt die MAO-B-Hemmer, dann die Dopaminagonisten reduzieren, schließlich die COMT-Hemmer und erst ganz zuletzt die eigentlichen L-Dopa-Präparate. Ein abruptes Absetzen sollte aber unbedingt vermieden werden.

Häufig ist man jedoch gezwungen, zusätzlich neuroleptisch zu behandeln. Naturgemäß besteht dabei die Gefahr einer Verschlimmerung der Parkinsonsymptomatik. Aus eigener Erfahrung eignet sich am besten das eher schwach wirksame Neuroleptikum Melperon (Eunerpan®) oder Pipamperon (Dipiperon®), welches unproblematisch anzuwenden und leicht zu handhaben ist. Empfohlen werden ansonsten Clozapin (Leponex®) mit dem Nachteil der Erfordernis häufiger Laborkontrollen sowie zunehmend die neueren atypischen Neuroleptika wie Risperidon (Risperdal®), Olanzapin (Zyprexa®) und Quetiapin (Seroquel®). Erwogen werden kann auch ein Versuch mit Clomethiazol (Distraneurin®), bei im Vordergrund stehender Angstsymptomatik Lorazepam (Tavor®). Lässt sich die Symptomatik nicht beeinflussen, kommt – falls nicht anders möglich – Haloperidol (Haldol®) zu Anwendung. Hiervon ist am ehesten eine Verschlimmerung der motorischen Symptomatik zu befürchten.

Letztlich ist eine individuelle Risikoabwägung zwischen dem Ausmaß der Psychose mit einer eventuellen Selbst- oder Fremdgefährdung und einer verstärkten Akinese mit den entsprechenden Folgen erforderlich. Eine stationäre Einweisung lässt sich oft nicht vermeiden. An allgemeinen medizinischen Maßnahmen stehen ausreichende Flüssigkeitszufuhr und die Behandlung eventueller internistischer Erkrankungen ganz im Vordergrund.

Akinetische Krisen

Dabei kommt es zu einem Zusammenbruch der gesamten Motorik mit allgemeiner schwerer Akinese. Sie stellen einen durchaus lebensgefährlichen Zustand dar. Meist handelt es sich dabei um Patienten in einem weit fortgeschrittenen Krankheitsstadium. Ausgelöst werden die akinetischen Krisen oft durch ein plötzliches Absetzen oder eine abrupte Dosisreduktion der Medikation, sei es bewusst oder versehentlich. Nicht selten werden unbeabsichtigt Tabletten unterschiedlicher Wirkstärke verwechselt. Operationen, schwere Erschöpfung, Exsikkose durch Hitze und Durchfälle können auslösend sein. Auch durch plötzlich auftretende Schluckstörungen kann es zur unzureichenden Medikamentenzufuhr und damit zur Auslösung einer akinetischen Krise kommen. Ähnlich sind gastrointestinale Resorptionsstörungen zu werten. Perioperativ können gelegentlich Schwierigkeiten mit der Tabletteneinnahme auslösend sein. Fieberhafte Infekte und mangelnde Flüssigkeitszufuhr spielen in diesem Rahmen eine große Rolle. Eine Temperaturerhöhung kann aber auch eine zentrale Genese haben und muss nicht unbedingt Ausdruck einer begleitenden Infektion sein.

Therapeutisch sind PK-Merz®-Infusionen ein- bis zwei-, auch dreimal täglich 500 ml zu 200 mg bei einer Infusionsdauer von drei Stunden für 500 ml Mittel der ersten Wahl. Vorsicht ist geboten bei gleichzeitiger Niereninsuffizienz, dann wird man die Dosis reduzieren müssen. Überhaupt ist ausreichende Flüssigkeitszufuhr essentiell. Oft ist die Zufuhr dopaminerger Substanzen zerkleinert über eine Magensonde möglich und auch erfolgreich. Apomorphin s.c. kann unter Schutz von Domperidon (Motilium®) ebenfalls eingesetzt werden, dies allerdings am zweckmäßigsten unter stationären Bedingungen.

Die noch gefährlichere Variante, die **maligne L-Dopa-Entzugshyperthermie** nach plötzlichem Absetzen der parkinsonspezifischen Medikation, ist zwar selten, stellt jedoch ein akut lebensbedrohliches Krankheitsbild dar. Neben einem schweren akinetischen Syndrom kommt es zu Temperatursteigerungen bis über 40 Grad, zu Tachykardie, Tachypnoe, Verwirrtheitszuständen, einem Anstieg der Kreatinkinase im Serum als Ausdruck von Muskelnekrosen und zur Myoglobinurie. L-Dopa, Amantadinsulfat und Dantamacrin® i. v. sind therapeutisch indiziert.

Morgendliche Akinese und verzögertes Einsetzen der L-Dopa-Wirkung

Bei der morgendlichen Akinese ist die Einnahme der ersten Levodopa-Dosis morgens unmittelbar nach dem Aufwachen am zweckmäßigsten. Der Patient sollte dann noch 30 Minuten liegen bleiben, bis die Wirkung einsetzt, und sich dann erst anziehen und frühstücken. Am schnellsten wirkt Madopar LT® oder Isicom® 100 mg in Wasser gelöst. Versucht werden kann auch die abendliche Gabe eines retardierten L-Dopa-Präparates. Eiweißreiche Mahlzeiten sollten vermieden werden und die Tabletteneinnahme grundsätzlich ½ Stunde vor oder 1½ Stunden nach einer solchen Mahlzeit erfolgen. Magenmotilitätsfördernde Substanzen wie Domperidon (Motilium®) oder Antazida zur Alkalisierung und damit Beschleunigung der Magenentleerung können hilfreich sein. In Problemfällen kann auch vorübergehend eine duodenale Gabe über eine Nasensonde oder eine PEG notwendig werden.

Schmerzhafte Fußverkrampfungen (Dystonien) und Myoklonien

Morgendliche schmerzhafte Fußdystonien und Myoklonien sind nicht selten und lassen sich meist durch abendliche Gabe eines Depot- oder Retardpräparates von L-Dopa behandeln, eventuell dazu morgens ein lösliches, rasch wirksames L-Dopa-Präparat (z.B. Madopar LT®).

Sinnvoll ist auch der Einsatz von Dopaminagonisten mit langer Halbwertszeit wie Cabergolin (Cabaseril®). Die Gabe von Baclofen (Lioresal®) oder Biperiden (Akineton®) kann ebenfalls versucht werden. Botulinumtoxin-Injektionen sind bei nicht ausreichender Wirksamkeit der übrigen Therapiemaßnahmen als weitere Möglichkeit zu erwägen.

Durch Levodopa bedingte Myoklonien lassen sich manchmal durch Valproat (Ergenyl® u.a.) beeinflussen.

L-Dopa-Spätsyndrom

Das schon oben mehrfach beschriebene L-Dopa-Spätsyndrom verursacht erhebliche Schwierigkeiten in der Behandlung des Parkinsonkranken. Man wird versuchen, L-Dopa zu reduzieren, die Dosis auf mehrfache Gaben über den Tag verteilt – bis zu fünfmal täglich – zu verabreichen, Retard-Präparate vor allem abends einzusetzen und frühzeitig Dopaminagonisten hinzuzugeben (**Tab. 17-1**). Die Kombination mit Amantadin sowie mit COMT- und MAO-B-Hemmern kann die Reduktion von L-Dopa-Präparaten ermöglichen. Es empfiehlt sich auch, das Eiweiß in der Nahrung insgesamt zu reduzieren.

Narkoseprobleme

Die wichtigste Maßnahme ist, den Anästhesisten über das vorliegende Krankheitsbild zu informieren. Bei einer Vollnarkose wird man Halothan (Fluothane®) (wegen einer Myokardsensibilisierung) und Neuroleptika (wegen einer akuten Parkinsonkrise) vermeiden, bei lokaler Betäubung Adrenalin. Zumindest sollten – falls möglich – 12 Stunden vorher L-Dopa-Präparate abgesetzt werden. Enfluran (Ethrane®) kann dagegen als Inhalationsanästhetikum verabreicht werden. Eine Opiat-Benzodiazepin-Kombinationsnarkose oder eine Lachgas-Barbiturat-Narkose wird gut vertragen (Jörg 2002). Die medikamentöse Parkinsontherapie sollte bis zum Vorabend der Operation und danach so bald wie möglich fortgeführt werden, eventuell anfangs über eine Magensonde. Grundsätzlich ist eine «leichte» Narkose einer «schweren» vorzuziehen. Anticholinergika sollten vor einem operativen Eingriff nach Möglichkeit langsam reduziert werden. Bei raschem Absetzen droht eine Entzugssymptomatik mit möglichen vegetativen Entgleisungen.

Tabelle 17-1: Behandlung des L-Dopa-Spätsyndroms

Fluktuationen:

- Dopaminagonist mit langer Halbwertszeit hinzugeben
- Verkürzung der Einnahmeintervalle von L-Dopa
- eiweißarme Ernährung
- L-Dopa-Präparate zur Nacht in retardierter Form
- lösliches L-Dopa-Präparat frühmorgens
- zusätzlich COMT-Hemmer
- zusätzlich MAO-B-Hemmer
- eventuell Apomorphingabe unter Domperidon-Schutz

Dyskinesien:

Peak-Dose-Dyskinesie:

- Reduktion von L-Dopa oder häufigere kleine Einzeldosen
- Einsatz von retardierten L-Dopa-Präparaten
- zusätzlich ein Dopaminagonist
- zusätzlich Amantadin
- evt. kleine Mengen Tiaprid (Tiapridex®)
- evt. Clozapin (Leponex®)

Biphasische Dyskinesien:

- 6- bis 8-mal über den Tag verteilte Gaben von L-Dopa, in Einzelfällen auch erhöhte Dosis
- Umstellung von Retard- auf Standard- oder lösliche L-Dopa-Präparate
- zusätzlich COMT-Hemmer

Autonome Störungen

Die **orthostatische Hypotonie** lässt sich schwer beeinflussen. Sie tritt meist nur in Orthostase auf, und im Liegen finden sich normale und nicht selten sogar hypertone Blutdruckwerte. Es sollte zunächst versucht werden, nach Möglichkeit Dopaminagonisten wegen ihrer blutdrucksenkenden Wirkung in der Dosis zu reduzieren und vermehrt Flüssigkeit und Salze zu verabreichen, auch Stützstrümpfe sind nützlich. Die Aufforderung, viel zu trinken ist besonders wichtig. Ansonsten können Fludrocortison (Astonin H®), Etilefrin (Effortil® u.a.), Norfenefrin (Novadral® u.a.) und auch Midodrin (Gutron® 2- bis 3-mal 2,5 mg/die) eingesetzt werden.

Urogenitale Funktionsstörungen können sich in einer hypertonen Blasenfunktionsstörung mit imperativem Harndrang äußern. An diagnostischen Maßnahmen steht die exakte Anamnese im Vordergrund, dann der Urinstatus, die Sonographie, die Urodynamik und Uroflowmetrie. Beim imperativen Harndrang ist Imipramin (Tofranil®) 50 bis 100 mg/die günstig. Bei der Detrusorhyperreflexie sind Anticholinergika wie Oxybutynin (Dridase®) oder Propiverin (Mictonorm®), Tolterodin (Detrusitol®) und Trospiumchlorid (Spasmex®) angezeigt. Alpha-Rezeptorenblocker wie Phenoxybenzamin (Dibenzyran®) wurden früher häufiger bei dieser Indikation empfohlen, heute eher die selektiveren Alpha-Rezeptorenblocker wie Tamsulosin (Omnic®, Alna®). Eine Detrusordyssynergie kann durch Dopaminagonisten gebessert werden. Es ist auch zu bedenken, dass eine nächtliche Pollakisurie allein durch ein Absinken der Medikamentenspiegel bedingt sein kann, so dass eine entsprechende Anamnese oft wegweisend ist.

Bei einer erektilen Dysfunktion ist Sildenafil (Viagra®) unter strenger Berücksichtigung der entsprechenden Kontraindikationen das Mittel der Wahl. Die sublinguale Applikation von Apomorphin (Ixense®, Uprima®) wird neuerdings bei dieser Indikation empfohlen; ob sich dies durchsetzt, muss abgewartet werden.

Nausea und **Emesis** sind meist medikamentös bedingt und werden zentral durch Stimulation der Area postrema ausgelöst. Neben dem Versuch einer Dosisreduktion der dopaminergen Substanzen ist die Gabe des peripher wirkenden Dopaminrezeptorblockers Domperidon (Motilium®) 3-mal 20 mg/die zweckmäßig.

Gastrointestinale Motilitätsstörungen sind häufig und bedingen im oberen Gastrointestinaltrakt eine verzögerte Magenentleerung mit verminderter Peristaltik und Sodbrennen, im unteren Trakt Obstipation. Die verzögerte Magenentleerung und verlängerte Darmpassage beeinflusst die Resorption der dopaminergen Medikation ungünstig und kann zu Wirkungsfluktuationen und schlechter Steuerbarkeit der Therapie führen. Mittel der Wahl ist wieder Domperidon (Motilium®), ein peripherer Dopaminantagonist, der die Blut-Hirn-Schranke nicht relevant passiert und keine zentralnervöse Wirkungen hat. Metoclopramid (Paspertin®) als zentral wirksame Substanz verschlechtert die Parkinson-Symptomatik und ist hier kontraindiziert.

Obstipation kann bis zum Megakolon und zur Pseudoobstruktion führen. Sie wird durch Macrogol (Movicol® Beutel, Forlax®, Isomol®) als Pulver in Wasser gelöst 2- bis 3-mal/die gebessert. Auch die lokale Applikation von Microklist® ist hilfreich und gut verträglich. Pflanzliche Mittel wie Flosa®, Metamucil® und Mucofalk® sind neben ballastreicher Ernährung, reichlicher Flüssigkeitszufuhr und ausreichender Bewegung im Frühstadium oft ausreichend.

Erhöhter Speichelfluss wurde früher auf eine Hypersalivation zurückgeführt, heute nimmt man ein vermindertes Abschlucken bei normaler Speichelproduktion an. Hier ist oft ein Anticholinergikum wie Biperiden (Akineton®) oder Trihexyphenidyl (Artane®) hilfreich.

Schluckstörungen lassen sich oft schwer beeinflussen. Symptomatisch ist passierte oder Breikost günstig, die Tabletten lassen sich meist zerkleinern und gegebenenfalls über eine Sonde zuführen. Domperidon (Motilium®) ist gelegentlich hilfreich. Bei anhaltenden Schluckstörungen wird man frühzeitig an eine perkutane endoskopische Gastrostomie (PEG) denken, bevor Komplikationen wie eine Aspiration eingetreten sind.

Vermehrte Schweißneigung ist häufig nachts störend. Es können unter Abwägung der Vor- und Nachteile Anticholinergika wie Bornaprin (Sormodren®) verabreicht werden, aber auch zunächst ein Versuch mit Salbeiextrakten wie Salvysat Bürger® oder mit Sweatosan® unternommen werden.

Seborrhoe ist ein klassisches Parkinson-Symptom und ebenfalls Folge einer autonomen Regulationsstörung. Therapeutisch werden Antischuppen-Shampoos und Selendisulfid (Selukos® Suspension) zur lokalen Anwendung empfohlen.

Unklare Schmerzen und Parästhesien sind nicht ganz selten ein Problem und lassen sich manchmal schwer beeinflussen. Flupirtin (Katadolon®) wird empfohlen, Maprotilin (Ludiomil®) und eventuell Gabapentin (Neurontin®) können versucht werden.

Schlafstörungen

Schlafstörungen sind bei der Parkinson'schen Erkrankung häufig und wurden schon von James Parkinson in seiner Erstbeschreibung erwähnt. Bis zu 90 Prozent der Betroffenen sollen darunter leiden. Schlafstörungen beim Parkinson-Syndrom haben auch Eingang in die «Internationale Klassifikation von Schlafstörungen» in der überarbeiteten Version von 1997 (ICSD-R, Nr. 332-333) gefunden. Neben einem Dopaminmangel als wesentlichem Faktor werden Veränderungen im noradrenergen und serotonergen Stoffwechsel dafür verantwortlich gemacht. Begleitfaktoren wie Alter und Depressionen sind zu berücksichtigen. Häufig finden sich ausgeprägte Insomnien mit Schlaffragmentierung und episodischen Schlafperioden untertags bis zur kompletten Tag-Nacht-Umkehr. Eine vermehrte Tagesschläfrigkeit ist in den letzten Jahren mehr in den Vordergrund des Interesses getreten, wobei nächtliche Schlafstörungen nachvollziehbar zu Tagesmüdigkeit und exzessiver Schläfrigkeit während des Tages führen.

Motorische Störungen sind jedoch in vielen Fällen ursächlich für die Schlafstörungen. Fakultativ sind abnorme Bewegungsaktivitäten während des Schlafes, zum Beispiel Tremor bei Weckreaktionen, tonische Kontraktionen von Extremitäten, besonders eine relative Unbeweglichkeit im Schlaf, auch dystone Bewegungen, manchmal schmerzhafte Dystonien. Hier wäre die abendliche Gabe einer dopaminergen Substanz sinnvoll. Die parkinsonspezifische Medikation, auch L-Dopa kann wiederum selbst eine Insomnie auslösen oder unterstützen. Progrediente Schlafstörungen können schließlich ein früher Hinweis auf eine levodopainduzierte Psychose sein. Vermehrtes Träumen kann dies ankündigen. Im allgemeinen gilt aber, dass niedrige Dosen von Dopaminagonisten eher den Schlaf fördern, höhere Dosen ihn dagegen erheblich stören können. Abendliche L-Dopa-Gaben können die Einschlaf- und die REM-Latenz verlängern. Es liegt also ein sehr komplexes Störungsmuster vor.

Schlafstörungen von Parkinson-Patienten können natürlich auch Folge anderer Erkrankungen oder einer ungünstigen Lebensführung sein. Der Konsum von Alkohol und Koffein sollte erfragt werden. Eine spezielle Schlafanamnese und ein Schlaftagebuch sind oft hilfreich.

Auf ein obstruktives Schlaf-Apnoe-Syndrom, häufiges nächtliches Wasserlassen und ein Restless-Legs-Syndrom sollte geachtet werden, ebenso auf andere Insomnien. In der Regel sistiert der Tremor während des Schlafes, kommt aber einige Sekunden nach dem Erwachen wieder und kann dann ein Wiedereinschlafen

Tabelle 17-2: Typisches Depressionsprofil beim Parkinson-Syndrom

- Traurigkeit, Anhedonie, Dysphorie, Pessimismus, Irritabilität und Ängstlichkeit stehen im Vordergrund.
- Schuldgefühle, Selbstvorwürfe, Versagens- und Bestrafungsgefühle sowie suizidales Verhalten sind weniger ausgeprägt.

stören. Begleitdepressionen beeinträchtigen den Schlaf nachhaltig. Sie sind aber im allgemeinen einer spezifischen Therapie gut zugänglich. Auf einen strukturierten Tagesablauf sollte geachtet werden.

Medikamentös ist zunächst eine optimale parkinsonspezifische Behandlung anzustreben, wobei langwirkende Dopaminagonisten wie Cabergolin empfohlen werden, die eine bessere Schlafqualität und weniger Aufwachphasen garantieren.

Ansonsten ist den neueren Schlafmitteln aus der Reihe der Nicht-Benzodiazepine zum Beispiel Zopiclon (Ximovan® u.a.) oder Zolpidem (Bikalm®) der Vorzug zu geben. Bei Benzodiazepinen besteht eine Gefährdung durch die muskelrelaxierende Wirkung mit nächtlichen Stürzen und einer eventuellen Verschlechterung der nächtlichen Respiration. Trizyklische Antidepressiva wie Amitriptylin (Saroten®) oder Doxepin (Aponal®) werden zum Teil mit gutem Erfolg verabreicht. Ihr Einsatz wird aber wegen ihres Einflusses auf die REM-Generierung und die kognitiven Leistungen eher kritisch gesehen.

Depressionen

Depressionen (**Tab. 17-2**) werden bei Parkinson-Patienten oft lange nicht erkannt. Dies liegt vor allem daran, dass die Symptomatik beider Erkrankungen sich breit überschneidet (**Tab. 17-3**). Mimik, Gestik, Gang und Haltung zeigen deutliche Parallelen. Entscheidend für die Diagnose ist das ärztliche Gespräch.

> Zu berücksichtigen ist bei der Diagnose «Parkinson-Depression», dass sich psychomotorische Verlangsamung, mimische Starre, vorzeitige Erschöpfbarkeit, Schlaf- und Konzentrationsstörungen nicht zur Diagnosestellung eignen, da sie bereits für die Grundkrankheit charakteristisch sind.

In der Behandlung gelten die auch sonst üblichen grundsätzlichen Erwägungen. In leichten Fällen ist der Einsatz von Johanniskraut-Präparaten durchaus sinnvoll. Ansonsten stützt sich die moderne Therapie von Depressionen gerade auch bei den Begleitdepressionen der Parkinson-Patienten auf die Gabe von selektiven Serotonin-Reuptake-Inhibitoren (SSRI) wie Citalopram (Cipramil®, Sepram®), Fluoxetin (Fluctin®), Sertralin (Gladem®, Zoloft®), Fluvoxamin (Fevarin®, Fluvoxadura®) oder reversible Monoaminoxidasehemmer (MAO-A-Inhibitoren) wie Moclobemid (Aurorix®).Von Fluoxetin wurden Einzelfallbeobachtungen mitgeteilt, wonach sich eine Verschlimmerung extrapyramidaler Störungen zeigte. Vereinzelt wurde auch ein Serotonin-Syndrom bei gleichzeitigem Einsatz von parkinsonspezifischen Medi-

Tabelle 17-3: Ähnlichkeiten zwischen Depression und Parkinson-Syndrom

Symptomatik	Morbus Parkinson	Depression
äußerer Aspekt	Akinese, Maskengesicht, Propulsion	psychomotorische Hemmung
kognitive Leistungen	Bradyphrenie	Konzentrationsschwäche
Schlaf	oft Durchschlafstörungen	zerhackter Schlaf, auch Durchschlafstörungen, frühes morgendliches Erwachen
Angstgefühle	häufig vorhanden	Angst und Depression häufig kombiniert

kamenten beschrieben. Darunter versteht man üblicherweise die pharmakodynamische Interaktion zwischen SSRI und MAO-Hemmern. Die gleichzeitige Gabe führt zu einer übermäßigen Konzentrationserhöhung von Serotonin im Gehirn. Klinisch kommt es zu Verwirrtheitszuständen, Hyperthermie, Tremor, Hyperreflexie, unvorhersehbaren Blutdruckschwankungen, auch zu Übelkeit und Diarrhö. Es wurden Todesfälle beschrieben. Daher sollten SSRI und MAO-A-Hemmer nicht gleichzeitig gegeben werden, auch nicht SSRI und der MAO-B-Hemmer Selegilin. Günstig ist die geringe Toxizität der SSRI, was bei bestehender Suizidalität von Bedeutung ist.

Andere neuere Antidepressiva wie Trazodon (Thombran®) und Mirtazapin (Remergil®) besitzen eine sedierende und eher schlafanstoßende Wirkung.

Lange Zeit wurden trizyklische Antidepressiva wie Amitriptylin (Saroten®), Doxepin (Aponal®), Imipramin (Tofranil®), Clomipramin (Anafranil®) u.a. mit gutem Erfolg angewandt und sie sind auch heute noch vielfach in Gebrauch. Sie haben anticholinerge Eigenschaften, die sich zwar durchaus günstig auf den Tremor auswirken, andererseits aber zu kardiovaskulären Nebenwirkungen bei älteren Menschen führen können, auch zu Unruhezuständen mit Verwirrtheit und Halluzinationen bis hin zu pharmakogenen Psychosen. Zu bedenken ist ebenfalls ein Glaukom und eine Funktionsstörung der ableitenden Harnwege. Heute wird zunehmend eine mögliche Verschlechterung der kognitiven Leistungen durch die anticholinergen Effekte diskutiert.

Grundsätzlich wird aber neuerdings empfohlen, vor dem Einsatz von Antidepressiva eine Umstellung der parkinsonspezifischen Medikation auf den Dopaminagonisten Pramipexol (Sifrol®) vorzunehmen, da er neben seiner günstigen Anti-Parkinson-Wirkung auch eine antidepressive und anti-anhedone Wirkung besitzt und sich dadurch manchmal die weitere Gabe eines Antidepressivums erübrigt.

Nicht zu vergessen sind auch nicht-medikamentöse Maßnahmen wie eine durchaus vom Hausarzt durchführbare supportive Psychotherapie mit stützenden Gesprächen, eine Strukturierung des Tagesablaufes und eine Verbesserung der Sozialkontakte.

Gedächtnisstörungen und Demenz

Bis zu 20 Prozent der Parkinsonpatienten entwickeln eine Demenz, allerdings in unterschiedlicher Ausprägung (**Tab. 17-4**).

Tabelle 17-4: Risikofaktoren für die Entwicklung einer Demenz bei Parkinsonkranken

- hohes Alter bei Krankheitsbeginn
- schwere beidseitige motorische Symptomatik
- frühzeitig Verwirrtheitszustände unter L-Dopa-Medikation
- niedriges Bildungsniveau
- Demenzerkrankungen in der Familie

Man unterscheidet drei Schweregrade der Demenz:

- leichte Beeinträchtigung = in den täglichen Aktivitäten zwar beeinträchtigt, aber ein unabhängiges Leben noch möglich, nicht von anderen abhängig, das Lernen neuen Materials erschwert, kürzlich mitgeteilte Informationen werden nicht gespeichert, komplizierte tägliche Aufgaben können nicht mehr ausgeführt werden
- mittelgradige Beeinträchtigung = Gedächtnisstörung als ernsthafte Behinderung für ein unabhängiges Leben, gut gelerntes und vertrautes Material noch verfügbar, neue Informationen werden nur gelegentlich und kurz behalten, Verlust der Erinnerung an vertraute Namen oder was sie vor kurzem getan haben, im täglichen Leben nicht ohne Hilfe zurechtkommend, zunehmend Einschränkung von häuslichen Tätigkeiten
- schwere Behinderung = schwerer Gedächtnisverlust mit Unfähigkeit, neue Informationen zu behalten, nur Fragmente von früher Gelerntem übrig, nicht einmal enge Verwandte werden erkannt, Fehlen nachvollziehbarer Gedankengänge.

Zur Definition der Demenz nach ICD-10 siehe **Tabelle 17-5**.
Nach den klinischen Leitsymptome unterscheidet man drei Formen der Demenz:

- Syndrom der kortikalen Demenz: Gedächtnisstörungen und Störungen anderer höherer Hirnleistungen wie Sprache, Handeln, Erkennen, Rechnen u.a. bei noch lange erhaltener Persönlichkeit und intaktem Antrieb. Prototyp ist die Alzheimer-Demenz.
- Syndrom der subkortikalen Demenz: Im Vordergrund psychomotorische Verlangsamung und Antriebsstörung. Prototyp ist die Parkinson-Erkrankung, auch andere extrapyramidale Erkrankungen, die vaskuläre Enzephalopathie, eine chronische Raumforderung und metabolische Störungen.
- Syndrom der frontalen Demenz: Im Vordergrund Störungen der Handlungsplanung und -kontrolle ohne Berücksichtigung der Konsequenzen, Kritikschwäche, verändertes emotionales Verhalten mit oft raschem Wechsel zwischen Euphorie und Reizbarkeit bis zur Aggressivität, soziales Fehlverhalten, Enthemmungsphänomene. Prototyp ist die fronto-temporale Demenz bzw. der Morbus Pick.

Tabelle 17-5: Definition der Demenz nach der ICD-10 (F 0)

«Das dementielle Syndrom, als Folge einer Krankheit des Gehirns, verläuft chronisch und fortschreitend unter Beeinträchtigung vieler höherer kortikaler Funktionen, einschließlich Gedächtnis, Denken, Orientierung, Auffassung, Rechnen, Lernfähigkeit, Sprache und Urteilsvermögen ... Die kognitiven Beeinträchtigungen sind meistens begleitet von Verschlechterung der emotionalen Kontrolle, des Sozialverhaltens oder der Motivation ... Dieses Syndrom kommt bei Alzheimer-Krankheit, bei zerebrovaskulärer Krankheit und bei anderen Zustandsbildern vor, die primär oder sekundär das Gehirn betreffen.»

Allgemeine diagnostische Leitlinien nach ICD-10 für die Annahme einer Demenz:

- Nachweis einer Abnahme des Gedächtnisses und des Denkvermögens
- beträchtliche Beeinträchtigung der Aktivitäten des täglichen Lebens

Spezielle Diagnosekriterien für eine Demenz vom Alzheimer-Typ
(neben den allgemeinen Demenzkriterien):

- schleichender Beginn der Symptomatik mit langsamer Verschlechterung
- Ausschluss von Hinweisen auf andere Ursachen eines dementiellen Syndroms
- Fehlen eines apoplektischen Beginns oder neurologischer Herdzeichen wie Pyramidenbahnzeichen oder Hirnnervenausfälle

Beim Parkinson-Syndrom handelt es sich im Allgemeinen um eine subkortikale Demenz. Man nimmt an, dass die kognitiven Beeinträchtigungen in Zusammenhang mit neurodegenerativen Prozessen weiterer Hirnareale und Neurotransmitterstörungen stehen, insbesondere im Bereich der cholinergen Bahnen, vor allem dem Untergang der cholinergen Neurone im Nucleus basalis Meynert. Therapeutisch wird man als erstes Anticholinergika und auch trizyklische Antidepressiva absetzen. Auf die Gabe zentralwirksamer Kalziumantagonisten sollte ebenfalls verzichtet werden.

Die neuen Antidementiva als zentrale Cholinesterasehemmer wurden zunächst aus theoretischen Erwägungen (Erhöhung von Azetylcholin) kritisch betrachtet, denn es ergab sich das Dilemma, dass der Parkinson-Patient ja von einer anticholin ergen Therapie profitiert, die cholinerge Therapie aber zu einer Verbesserung der kognitiven Leistungen führt. In der Praxis erwiesen sie sich aber als hilfreich, ohne die Parkinsonsymptomatik zu verschlechtern. Empfehlenswert ist der Einsatz von Donepezil (Aricept®) zunächst 5 mg abends bei späterer Steigerung. Rivastigmin (Exelon®) 3 bis 6 mg/die oder Galantamin (Reminyl®) 8 bis 12 mg/die haben eine vergleichbare Wirkung.

Auch Memantine (Axura®) kann sich bei gleichzeitiger Parkinsonwirksamkeit vorteilhaft auswirken.

Schließlich sind auch Ginkgo-biloba-Extrakte als wirksam zur symptomatischen Behandlung dementieller Syndrome anerkannt.

Bei der Lewy-Körper-Demenz mit Unverträglichkeit von Neuroleptika können Clozapin (Leponex®) bei psychotischen Symptomen und die oben genannten Antidementiva gegen die Demenz eingesetzt werden.

Häufige Fragen von Patienten und Angehörigen

Alkohol: Von Alkoholkonsum ist bis jetzt kein direkter Einfluss auf den Verlauf der Parkinson-Krankheit bekannt geworden. Allerdings steht fest, dass Alkohol neben anderen Organen auch das Gehirn schädigt, so dass größere Mengen grundsätzlich vermieden werden sollten. Kleine Mengen sind wohl vertretbar, es bleibt aber zu bedenken, dass auch diese bei den ohnehin gangunsicheren Patienten allein wegen der vermehrten Sturzgefahr sehr problematisch sind.

Nikotin: Nikotinkonsum hat ebenfalls keinen direkten Einfluss auf den Krankheitsverlauf. Es soll eher vor der Parkinson-Krankheit schützen. Die Gefahr, einen Herzinfarkt oder einen Schlaganfall zu erleiden, ist aber bei Rauchern eindeutig erhöht, so dass aus diesem Grund davon eher abzuraten ist.

Koffein: Gegen Koffeinkonsum ist nichts einzuwenden, es soll ebenfalls eher eine protektive Wirkung haben. Ein leichter Blutdruckanstieg und eine Verbesserung der Vigilanz ist meist erwünscht.

Reisen: Reisen sind grundsätzlich in angemessener Form – abhängig vom Krankheitsstadium – möglich und oft auch als Anregung und Selbstbestätigung durchaus wünschenswert. Sie sollten jedoch mit dem behandelnden Arzt abgesprochen werden. Länder und Jahreszeiten mit hohen Temperaturen sollten vermieden werden, da Hitze oft schlecht vertragen wird; ebenso besteht die Gefahr der Exsikkose bei nicht ausreichender Flüssigkeitszufuhr. Auch extrem kaltes Klima ist nicht zweckmäßig. Ein so genanntes «Reizklima» hat keinen objektivierbaren Einfluss auf die Erkrankung. Gegen Flugreisen ist nichts einzuwenden. Die meisten Luftfahrtsgesellschaften bieten eine Betreuung am Start- und Zielflughafen an. Eine Begleitung ist dringend zu empfehlen, nicht zuletzt wegen des Gepäcks, welches möglichst begrenzt werden sollte. Natürlich ist auf ausreichenden Tablettenvorrat zu achten. Bei Fernreisen muss die Zeitverschiebung wegen der Tabletteneinnahme berücksichtigt werden und es ist auch der Jet-Lag einzukalkulieren. In späteren Krankheitsstadien muss geklärt werden, ob die Räumlichkeiten der Unterkunft überhaupt geeignet sind. Unbedingt sollten Hektik und Stress vermieden werden.

Sport: Als Bewegungstherapie sollte Sport in angemessener Form, wie er bisher ausgeübt wurde, fortgesetzt werden. Die gezielte Krankengymnastik mit speziellen Übungen bleibt davon unberührt. Man wird die sportlichen Aktivitäten empfehlen, die der Patient ohnehin kennt und bisher durchgeführt hat. Fahrradfahren ist zweckmäßig, wenn die Akinese noch nicht ausgeprägt ist und keine Gefahr im Straßenverkehr und beim Auf- und Absteigen droht. Spazieren gehen; Wandern und Schwimmen sind dahingehend unbedenklich. Gemeinsam mit anderen Betroffenen Sport zu betreiben wirkt oft entlastend und hilft, die Scheu im Umgang mit anderen Menschen zu überwinden. Letztlich ist Sport in geeigneter Form und ohne Übertreibung als sehr günstig anzusehen.

Ernährung: Grundsätzlich sind fünf bis sechs kleinere Mahlzeiten über den Tag verteilt günstiger als zwei bis drei große Mahlzeiten. Eine spezielle Parkinson-Diät existiert nicht. Erforderlich ist eine vielseitige Ernährung ohne Kalorienüberschuss. Auf Normalgewicht muss geachtet werden. Fett und Süßigkeiten sollten zurückhaltend konsumiert werden. Vollkornprodukte mit reichlich Gemüse, Kartoffeln und Obst sind zweckmäßig, tierisches Eiweiß sollte begrenzt werden. Reichliche Flüssigkeitszufuhr ist erforderlich, ganz besonders in der warmen Jahreszeit.

Alternative Behandlungsverfahren: Homöopathie, pflanzliche Mittel und Akupunktur lassen keine Besserung der Parkinson-Symptomatik erwarten, die über einen Placeboeffekt hinausgeht. Ähnliches gilt für niedrigfrequente Magnetstimulation. Abzuraten ist von Blutwäsche, Sauerstoff- und Ozontherapie.

Entspannungsmethoden wie Autogenes Training, progressive Muskelrelaxation, Biofeedback und Musiktherapie sind dagegen durchaus zweckmäßig und können die Parkinson-Therapie sinnvoll ergänzen.

18 Sozialmedizinische Aspekte

Bei der Parkinson'schen Erkrankung ergeben sich vielfältige sozialmedizinische Fragestellungen im Hinblick auf Erwerbsfähigkeit, Grad der Behinderung nach dem Schwerbehindertenrecht, Pflegeversicherung und Fahrtüchtigkeit im Straßenverkehr, wobei die Beurteilung außerordentlich stark vom Krankheitsstadium und der Ausprägung der Erkrankung abhängt.

Rentenversicherung

Prognostisch gilt, dass etwa 80 Prozent der Parkinsonkranken nach einem Krankheitsverlauf von 5 bis 9 Jahren **arbeitsunfähig** werden. Grundsätzlich sollte jedoch versucht werden, den Patienten möglichst lange adäquat am sozialen Leben teilnehmen zu lassen, wozu auch die Teilnahme am Berufsleben gehört. Die modernen Behandlungsmöglichkeiten haben zu einer entscheidenden Verbesserung der Leistungsfähigkeit und der Lebensqualität gegenüber früheren Jahrzehnten geführt.

Im mittleren Lebensalter und in frühen bis mäßig fortgeschrittenen Krankheitsstadien kann im allgemeinen bei adäquater und frühzeitig einsetzender Behandlung die Arbeitsfähigkeit über Jahre erhalten werden.

Nach dem neuen Rentenrecht in Deutschland ab 1.1.2001 (§ 43 SGB VI neuer Fassung) wird nicht mehr zwischen Berufs- und Erwerbsunfähigkeit unterschieden, sondern zwischen voller und teilweiser Erwerbsminderung, die im Regelfall zeitlich befristet wird (**Tab. 18-1**). Die Gewährung auf Dauer bedarf der stichhaltigen medizinischen Begründung. Dabei wird eine abstrakte Betrachtungsweise angewandt, die konkrete Arbeitsmarktsituation ist nicht zu berücksichtigen.

Entscheidend sind jedoch die **qualitativen Leistungseinschränkungen**, die bei dieser Krankheit vor allem die feinmotorischen Funktionen und die Koordination in Abhängigkeit von Ausprägung und Schweregrad umfassen. Die Bradykinese der Hände beeinträchtigt besonders ungünstig die Schreibfähigkeit, auch das Bedienen von Schreibmaschinen und Computern, ebenso das anderer technischer Geräte, etwa im handwerklichen Bereich. Der Muskelrigor, die gestörte Körperhaltung, das Gangbild, die Sprache, der Tremor und eine eventuell schon früh bestehende organische Hirnleistungsstörung mit kognitiven Leistungseinbußen werden sich vielfältig auf unter-

Tabelle 18-1: Rente wegen voller oder teilweiser Erwerbsminderung (§ 43 ff. SGB VI)

- Leistungsfähigkeit mehr als 6 Stunden täglich = keine Rente
- 3 bis 6 Stunden tägliche Arbeit zumutbar = Rente wegen teilweiser Erwerbsminderung
- unter 3 Stunden tägliche Arbeit zumutbar = Rente wegen voller Erwerbsminderung

Tabelle 18-2: Ungeeignete Arbeiten beim Parkinson-Syndrom

- Arbeiten unter Zeitdruck (Fließband- und Akkordarbeit)
- schwere körperliche Arbeiten (häufiges Heben und Bücken)
- Arbeiten mit besonderer Anforderung an die Feinmotorik
- Wechselschicht- und Nachtarbeiten
- Tätigkeiten mit Publikumsverkehr und Erfordernis, viel zu sprechen
- Tätigkeiten in großer Hitze
- Arbeiten mit Absturzgefahr auf Leitern und Gerüsten
- Arbeiten mit besonderer Anforderung an den Gleichgewichtssinn
- Tätigkeiten mit hohen Anforderungen an die Umstellungs- und Anpassungsfähigkeit

schiedliche berufliche Bereiche auswirken (**Tab. 18-2**). Die Art der zuletzt ausgeübten beruflichen Tätigkeit muss individuell zur Schwere des Krankheitsbildes in Relation gesetzt werden, wobei auch die Ansprechbarkeit auf die parkinsonspezifische Medikation und deren Nebenwirkungen, ebenso wie die krankheitsimmanente Fluktuation der Symptomatik zu berücksichtigen sind. Günstig ist es, wenn der Erkrankte Einfluss auf die zeitliche Gestaltung seines Tagesablaufes hat, da dann die störenden On-Off-Phasen am ehesten berücksichtigt werden können. Für die meisten Arbeitnehmer trifft dies wohl nicht zu, am ehesten für solche in leitender Position oder Selbständige. Bei weiter fortgeschrittenem Morbus Parkinson ist von einem aufgehobenen Leistungsvermögen auf dem allgemeinen Arbeitsmarkt auszugehen.

Ein Patient, der viel sprechen oder telefonieren muss, wird bereits durch eine leichte Dysarthrie erheblich beeinträchtigt sein, während dies bei einem handwerklich tätigen Kranken kaum eine Rolle spielt. Bei diesem wird dagegen eine Störung der Feinmotorik zur vorzeitigen Berentung führen. An grundsätzlichen funktionellen Einschränkungen gilt der Ausschluss von Zeitdruckarbeiten, Arbeiten an gefährdenden Maschinen, ständiges Gehen und Stehen, Treppen- und Leiternsteigen, bei Artikulationsstörungen auch Tätigkeiten mit Publikumsverkehr. Die Beurteilung muss daher ganz besonders auf die individuellen Gegebenheiten des Berufs und der Erkrankung eingehen und erfordert vom Gutachter erhebliches Einfühlungsvermögen. Völlige Erwerbsminderung liegt häufig schon im Stadium III nach Hoehn und Yahr vor, wobei aber die Effizienz der Therapie zu bewerten ist (**Tab. 18-3**). Solange durch Optimierung der Therapie – auch im Rahmen einer stationären Behandlung in einem Fachkrankenhaus – eine Besserung zu erzielen ist, besteht keine zu berentende Erwerbsunfähigkeit, sondern eine zu behandelnde Krankheit. Das Prinzip «Rehabilitation vor Rente» gilt hier in besonderem Maß.

Allerdings sind gerade bei diesem Krankheitsbild die häufigen tageszeitlichen und therapieabhängigen Schwankungen der körperlichen Leistungsfähigkeit, ebenso wie die Nebenwirkungen der Therapie bei der Begutachtung im Rentenverfahren zu berücksichtigen. Andernfalls könnte dies zu einer falsch positiven oder falsch negativen Einschätzung führen.

Tabelle 18-3: Durchschnittliche MdE bei Morbus Parkinson

Hoehn und Yahr-Stadium	MdE
I	0 bis 20 Prozent
II	20 bis 50 Prozent
III	50 bis 70 Prozent
IV	80 bis 100 Prozent
V	100 Prozent

Nach Jörg (1992)

Webster-Skala-Punkte	MdE
1 bis 10 leicht	30 bis 50 Prozent
11 bis 20 mittelschwer	50 bis 80 Prozent
21 bis 30 schwer	80 bis 100 Prozent

Nach Schneider (1997)

Unfallversicherung

Die **Minderung der Erwerbsfähigkeit** (MdE) ist grundsätzlich ein Maß für den teilweisen Verlust der Erwerbsfähigkeit aufgrund einer körperlichen oder geistigen Beeinträchtigung im allgemeinen Erwerbsleben. Sie entspricht einer kausalen Bewertung. Der Begriff wird in der gesetzlichen Unfallversicherung und im sozialen Entschädigungsrecht etwas unterschiedlich gebraucht: «Die MdE richtet sich nach dem Umfang der sich aus der Beeinträchtigung des körperlichen und geistigen Leistungsvermögens ergebenden verminderten Arbeitsmöglichkeiten auf dem gesamten Gebiet des Erwerbslebens» (§ 56 Abs. 2, Satz 1 SGB VII)

Verletzungen im Rahmen von Unfällen sind extrem selten Ursache eines Parkinson-Syndroms. Ein **traumatischer Parkinsonismus** kann nur dann als hinreichend gesichert angenommen werden, wenn eine schwere, vor allem offene Hirnverletzung mit Hirnstamm- beziehungsweise Basalganglienbeteiligung nachgewiesen ist und die ersten extrapyramidalen Störungen in sehr enger zeitlicher Verbindung mit dem Trauma aufgetreten sind. Dabei wird von geringerer Progredienz und vorwiegendem Rigor ausgegangen. Diese Ansicht von Stern 1933 hat auch heute noch ihre Gültigkeit. Eine Vergiftung mit Kohlenmonoxid (CO) oder mit anderen Substanzen wie Quecksilber, Mangan o. a. kann gelegentlich gutachtliche Probleme in der Arbeitsmedizin aufwerfen. Ein Zusammenhang mit gehäuften Hirntraumen im Sinne der Spätenzephalopathie der Boxer gilt als gesichert, wobei auch oft eine Demenz auftritt.

Die Empfehlungen für eine Minderung der Erwerbsfähigkeit (MdE) können nur als ungefährer Anhaltspunkt gelten und sind keinesfalls schematisch anwendbar.

Tabelle 18-4: Definitionen der Behinderung

§ 1 (SchwbG) = § 2 Abs. 2 (SGB IX): Schwerbehinderte (Menschen) sind dies bei einem Grad der Behinderung (GdB) von wenigstens 50.

§ 2 (SchwbG) = § 2 Abs. 3 (SGB IX) Gleichgestellte: bei einem GdB von wenigstens 30, «wenn sie infolge ihrer Behinderung ohne die Gleichstellung einen geeigneten Arbeitsplatz nicht erlangen oder erhalten können».

§ 3 (SchwbG) Behinderung ist die Auswirkung einer «nicht nur vorübergehenden Funktionsbeeinträchtigung, die auf einem regelwidrigen körperlichen, geistigen oder seelischen Zustand beruht. Regelwidrig ist der Zustand, der von dem für das Lebensalter typischen abweicht. Als nicht nur vorübergehend gilt ein Zeitraum von mehr als sechs Monaten.«

§ 2 Abs. 1 (SGB IX): «Menschen sind behindert, wenn ihre körperliche Funktion, geistige Fähigkeit oder seelische Gesundheit mit hoher Wahrscheinlichkeit länger als sechs Monate von dem für das Lebensalter typischen Zustand abweichen und daher ihre Teilhabe am Leben in der Gesellschaft beeinträchtigt ist. Sie sind von Behinderung bedroht, wenn die Beeinträchtigung zu erwarten ist.»

Schwerbehindertenrecht und soziales Entschädigungsrecht

In Deutschland ist das Schwerbehindertengesetz (SchwbG) seit 1.7.2001 in das Neunte Buch des Sozialgesetzbuches (SGB IX) unter «Besondere Regelungen zur Teilhabe schwerbehinderter Menschen (Schwerbehindertenrecht)» integriert. Man spricht danach nicht mehr von «Behinderten» oder «Schwerbehinderten», sondern von «behinderten Menschen» bzw. von «schwerbehinderten Menschen» (**Tab. 18-4**). Statt «Funktionsstörung» heißt es jetzt «Beeinträchtigung der Teilhabe am Leben in der Gesellschaft».

Die Beurteilung erfolgt final, d.h. unabhängig von der Ursache der bestehenden Gesundheitsstörung. Sie bezieht sich auf alle Lebensbereiche, nicht nur auf eine Einschränkung im allgemeinen Erwerbsleben.

Bei Parkinson-Patienten wird der Grad der Behinderung von verschiedenen Faktoren bestimmt, der körperlichen und psychischen Beeinträchtigung, dem Erfolg der Therapie, aber auch den Folgen einer Langzeitmedikation (**Tab. 18-5**). Dabei gilt es auch, die erheblichen Schwankungen der Leistungsfähigkeit im Tagesverlauf zu berücksichtigen. Eine ausgeprägte On-Off-Symptomatik kann durchaus einen GdB von 80 bis 100 rechtfertigen.

Zu Beginn der Erkrankung und bei gutem Ansprechen auf die Therapie kommen dagegen entsprechend geringere Werte in Betracht.

Tabelle 18-5: Grad der Behinderung (GdB) beim Parkinson-Syndrom

- Ausprägung ein- oder beidseitig, geringe Störung der Bewegungsabläufe, keine Gleichgewichtsstörung, geringe Verlangsamung: GdB 20 bis 40
- deutliche Störung der Bewegungsabläufe, Gleichgewichtsstörungen, Unsicherheit beim Umdrehen, stärkere Verlangsamung: GdB 50 bis 70
- schwere Störungen der Bewegungsabläufe bis zur Immobilität: GdB 80 bis 100

Tabelle 18-6: Grad der Behinderung (GdB) bei vegetativen Störungen im Rahmen eines Parkinson-Syndroms (nach Muhl und Jörg 2000)

- Störungen der Speichelsekretion: GdB 0 bis 20
- Schluckstörungen:
  - leicht: GdB 0 bis 10
  - mit erheblicher Behinderung der Nahrungsaufnahme: GdB 20 bis 40
  - mit häufiger Aspiration/Beeinträchtigung des Kräfte- und Ernährungszustandes: GdB 50 bis 70
- orthostatische Fehlregulation mit stärkeren Beschwerden und Kollapsneigung: GdB 10 bis 20
- Störungen des Schlaf-Wach-Rhythmus, der Vasomotoren- oder Schweißregulation: je nach Ausprägung GdB 30 bis 50
- Harninkontinenz:
  - leichter Harnabgang bei Belastung: GdB 0 bis 10
  - Harnabgang tags und nachts: GdB 20 bis 40
  - völlige Harninkontinenz: GdB 50
- seborrhoisches Ekzem: je nach Ausprägung GdB 0 bis 30

Eine ausgeprägte Dysarthrie bis hin zur «Flüsterstimme» kann allein einen GdB von 20 bis 40 bedingen. Ähnliche Überlegungen über einen relevanten eigenständigen GdB gelten für ein hirnorganisches Psychosyndrom unterschiedlicher Ausprägung. Hier kann durchaus ein GdB von 50 bis 100 zutreffend sein. Auch vegetative Störungen schwererer Art, etwa eine starke Hypersalivation, eine schwere orthostatische Fehlregulation, Synkopen und eine Harninkontinenz rechtfertigen einen eigenen GdB, wobei letztere in den «Anhaltspunkten» nach dafür spezifischen Kriterien zu bewerten ist (**Tab. 18-6**).

Ab dem Stadium III nach Hoehn und Yahr ist wenigstens ein GdB von 50 anzuerkennen.

Die **Nachteilsausgleiche bzw. Merkzeichen** «G» und «B» sind bei fortgeschrittenen Krankheitsstadien begründbar, das Merkzeichen «aG» allerdings nur bei ständiger und nicht nur kurzfristiger Erfordernis, einen Rollstuhl zu benützen.

«G» steht dabei für eine erhebliche Beeinträchtigung der Bewegungsfähigkeit im Straßenverkehr, woran die Freifahrt im Nahverkehr geknüpft ist. Gefordert wird eine Einschränkung des Gehvermögens dahingehend, dass Wegstrecken im Ortsverkehr, die üblicherweise noch zu Fuß zurückgelegt werden, nicht ohne erhebliche Schwierigkeiten oder nicht ohne Gefahren für sich oder andere bewältigt werden können. Auch Störungen der Orientierungsfähigkeit im Rahmen eines ausgeprägten hirnorganischen Psychosyndroms rechtfertigen dieses Merkzeichen. Ab dem Krankheitsstadium III nach Hoehn und Yahr ist dies im allgemeinen anzunehmen. «aG» entspricht einer außergewöhnlichen Gehbehinderung, die für die begehrte Parkerleichterung erforderlich ist. Als Kriterium dafür gilt, dass sich die Betroffenen «wegen der Schwere ihres Leidens dauernd nur mit fremder Hilfe oder nur mit großer Anstrengung außerhalb ihres Kraftfahrzeuges bewegen können». Die Betroffenen müssen ständig auf die Benutzung eines Rollstuhls angewiesen sein. Im Stadium V nach Hoehn und Yahr ist dies sicher erfüllt, allerdings werden bei der außergewöhnlichen Gehbehinderung Orientierungsstörungen nicht berücksichtigt.

Das Merkzeichen «B» erkennt die Notwendigkeit ständiger Begleitung zur Vermeidung von Gefahren für sich oder andere bei Benutzung von öffentlichen Verkehrsmitteln an. Es ist im allgemeinen zutreffend, wenn bereits die Kriterien für das Merkzeichen «G» oder «H» erfüllt sind.

«RF» bestätigt die gesundheitlichen Voraussetzungen für die Befreiung von der Rundfunkgebührenpflicht, wenn die Betroffenen wegen ihres Leidens an öffentlichen Veranstaltungen ständig nicht teilnehmen können. Es wird dann vergeben, wenn der Besuch öffentlicher Veranstaltungen auch mit Begleitperson oder Rollstuhl in zumutbarer Weise nicht möglich ist oder wenn die Betroffenen auf ihre Umgebung in unzumutbarer Weise abstoßend oder störend wirken, auch wenn sie durch motorische Unruhe oder lautes Sprechen stören könnten.

«H» steht für Hilflosigkeit bei häufig und regelmäßig wiederkehrenden Verrichtungen des Alltags mit Notwendigkeit fremder Hilfe in erheblichem Umfang. Auch hier ist der Schweregrad der Parkinsonkrankheit im Einzelfall ausschlaggebend. Ab dem Stadium IV nach Hoehn und Yahr ist dies regelmäßig anzunehmen.

Andere extrapyramidale Syndrome – auch mit Hyperkinesen – sind analog nach Art und Umfang der gestörten Bewegungsabläufe und der Möglichkeiten ihrer Unterdrückung zu bewerten; bei lokalisierten Störungen (z.B. Torticollis spasmodicus) sind niedrigere GdB-Grade als bei generalisierten (z.B. choreatischen Syndromen) in Betracht zu ziehen.

Nach dem sozialen Entschädigungsrecht – ähnlich wie bei der gesetzlichen Unfallversicherung – können Parkinson-Syndrome nur in Ausnahmefällen als Hirntraumafolge anerkannt werden («Anhaltspunkte für die ärztliche Gutachtertätigkeit im sozialen Entschädigungsrecht und nach dem Schwerbehindertengesetz», 1996). Wegen ihrer geschützten Lage werden die Basalganglien des Gehirns nur sehr selten von Hirnverletzungen mitbetroffen. Demzufolge kommt die Annahme eines traumatischen Parkinsonismus nur dann in Betracht, wenn eine sehr schwere Hirnverletzung oder wiederholte leichtere Traumen mit eindeutiger Hirnstammbeteiligung nachgewiesen sind und nach einem einmaligem Trauma die ersten extrapyramidalen Störungen in enger zeitlicher Verbindung mit der Verletzung aufgetreten sind und wenn außerdem andere Ursachen des Parkinson-Syndroms unwahrscheinlich erscheinen.

Bei akuten Vergiftungen mit Kohlenmonoxid (CO) kann es zu Hirnschädigungen vor allem im Stammganglienbereich mit parkinsonartiger Symptomatik kommen, gleichzeitig allerdings meist zusammen mit anderen zentralvegetativen Störungen sowie mit Herzmuskelfunktionsstörungen und Sehstörungen. Nach Langzeiteinwirkungen im Niedrigdosisbereich sind ähnliche Dauerschäden beschrieben worden, ihre Annahme setzt aber besonders sorgfältige differentialdiagnostische Erwägungen voraus.

Als Dauer- und Spätfolge infektiöser Hirnerkrankungen, etwa einer Enzephalitis kann ein Parkinson-Syndrom auftreten, manchmal auch nach langem symptomarmen Intervall.

Teilnahme am Straßenverkehr

Nach den EU-Richtlinien werden zwei Gruppen von Fahrerlaubnisklassen gebildet. Gruppe 1 enthält die Führer von Fahrzeugen der Klassen A, A1, B, BE, M, L und T. Gruppe 2 die der Klassen C, C1, CE, C1E, D, D1, DE, D1E und die Fahrerlaubnis zur Fahrgastbeförderung. Klasse A umfasst die Motorräder, B die Personenkraftfahrzeuge (Pkw) beziehungsweise Kraftfahrzeuge bis 3,5 t (etwa der bisherigen Führerscheinklasse III entsprechend), C und D Kraftfahrzeuge über 3,5 t, d. h. Lkw und Omnibusse (der früheren Führerscheinklasse II entsprechend).

Grundsätzlich gilt, dass Personen, welche an einer extrapyramidalen oder zerebellären Erkrankung leiden, die zu einer herabgesetzten Leistungs- und Belastungsfähigkeit führt, nicht in der Lage sind, den gestellten Anforderungen zum Führen von Kraftfahrzeugen der Gruppe 2 gerecht zu werden.

Die Fähigkeit, Kraftfahrzeuge der Gruppe 1 sicher zu führen, ist nur bei erfolgreicher Therapie oder in leichteren Fällen der Erkrankung gegeben.

Ist die Symptomatik im Bewegungsbild erkennbar, so ist oft schon die Leistungs- und Belastungsfähigkeit des Erkrankten so weit herabgesetzt, dass ihm das Führen von Kraftfahrzeugen der Gruppe 2 nicht mehr zugemutet werden kann. In vielen Fällen ergeben sich dabei aber keineswegs so schwere Leistungseinbußen, wie Verlangsamung, grob störende unwillkürliche Bewegungsimpulse oder Desintegration der Motorik, dass Kraftfahrzeuge der Gruppe 1 nicht mehr verkehrssicher gefahren werden könnten.

In jedem Falle mit deutlichen extrapyramidalen Symptomen wird die Beurteilung aber zurückhaltend zu erfolgen haben. Grundsätzlich können diese Krankheiten die Beherrschung eines Kraftfahrzeuges zulassen, die Schwierigkeiten liegen aber in der Beurteilung der Belastbarkeit. Werden ihre Grenzen überschritten, so kann es in unvorhergesehenen Situationen zum Zusammenbruch der motorischen Funktionen kommen. Da diese Erkrankungen auch mit hirnorganischen Psychosyndromen einhergehen können, müssen solche auch adäquat berücksichtigt werden. Die Beurteilung muss sich daher auf die Untersuchung durch einen verkehrsmedizinisch erfahrenen Neurologen und gegebenenfalls eine psychologische Zusatzuntersuchung stützen und bei Fahrerlaubnisinhabern unter Umständen auf eine praktische Fahrprobe. Da es sich um fortschreitende Erkrankungen handelt, kann von Nachuntersuchungen, die regelmäßig erfolgen sollten, nicht abgesehen werden (Lewrenz 2000).

Eine Einschränkung der Fahrtüchtigkeit bei Parkinson-Patienten kann durch folgende klinische Befunde bedingt sein: psychomotorische Verlangsamung mit verlängerten Reaktionszeiten, eingeschränkte Aufmerksamkeit und Konzentration, auch verminderte Stresstoleranz, durch psychoorganische Veränderungen, gegebenenfalls auch medikamenteninduziert, auch durch deutliche Schwankungen der motorischen Leistungsfähigkeit, etwa durch On-Off-Fluktuationen beziehungsweise den Wechsel zwischen Akinese und Dyskinesien. Dies muss nicht grundsätzlich Fahruntauglichkeit bedingen. Lediglich wenn diese Bewegungsstörungen unvorhersehbar und schwer sind, ist die Fahrtauglichkeit zu verneinen. Die Korrelation zwischen Fahrtüchtigkeit und Schweregrad der Parkinsonerkrankung ist – nach verschiedenen Studien – durchaus nicht eindeutig.

Der Gutachter hat im Verfahren nur die Stellung eines Beraters, die rechtlichen Folgerungen und Entscheidungen trifft die Verwaltungsbehörde. Auftraggeber und Empfänger sowie Kostenträger des Gutachtens ist der betroffene Fahrerlaubnisbewerber. Er hat auch aus Gründer der gebotenen Schweigepflicht das Gutachten an die Verkehrsbehörde weiterzuleiten.

Grundsätzlich sind beim Parkinson-Syndrom regelmäßige Verlaufskontrollen mit erneuter Überprüfung der Fahrtüchtigkeit dringend anzuraten.

Pflegeversicherung

Nach § 53 SGB V gilt: «Versicherte, die nach ärztlicher Feststellung wegen einer Krankheit oder Behinderung so hilflos sind, dass sie für die gewöhnlichen und regelmäßig wiederkehrenden Verrichtungen im Ablauf des täglichen Lebens auf Dauer in sehr hohem Maße der Hilfe bedürfen (Schwerpflegebedürftige) erhalten häusliche Pflegehilfe».

§ 14 SGB XI definiert dies ähnlich, präzisiert noch auf körperliche, geistige oder seelische Krankheiten und führt eine Zeitdauer von mindestens sechs Monaten ein. Derartige Verrichtungen sind im Bereich der Körperpflege Waschen, Baden, Zahnpflege, Rasieren u.a., im Bereich Ernährung mundgerechtes Zubereiten und Zuführen der Nahrung, im Bereich Mobilität selbständiges Aufstehen, Gehen und Stehen, Treppensteigen, An- und Auskleiden u. a. und im Rahmen der hauswirtschaftlichen Versorgung Einkaufen, Kochen, Reinigen der Wohnung u.a. (SGB XI § 14 Abs. 4).

Die Definition der Pflegebedürftigkeit orientiert sich am Konzept der «activities of daily living» (ADL). Der Barthel-Index ist dabei zur Einschätzung hilfreich.

Pflegebedürftig sind nach SGB XI «Personen, die wegen einer körperlichen, geistigen oder seelischen Krankheit oder Behinderung für die gewöhnlichen und regelmäßig wiederkehrenden Verrichtungen im Ablauf des täglichen Lebens auf Dauer voraussichtlich auf mindestens 6 Monate in erheblichem oder höherem Maße der Hilfe bedürfen» (§14,1). «Störungen des ZNS wie Antriebs-, Gedächtnis- oder Orientierungsstörungen sowie endogene Psychosen, Neurosen oder geistige Behinderungen» (§14,2) werden explizit genannt. Die zu leistende Hilfe besteht «in der Unterstützung, in der teilweisen oder vollständigen Übernahme der Verrichtungen im Ablauf des täglichen Lebens oder in der Beaufsichtigung oder Anleitung mit dem Ziel der eigenständigen Übernahme dieser Verrichtungen» (§14,3).

Als gewöhnliche und wiederkehrende Verrichtungen werden nach § 14,4 solche angesehen:

1. im Bereich der Körperpflege, zum Beispiel Waschen, Baden, Zahnpflege u.a.
2. im Bereich der Ernährung, zum Beispiel mundgerechte Zubereitung oder Aufnahme der Nahrung
3. im Bereich der Mobilität, zum Beispiel selbständiges Aufstehen und Zubettgehen, An- und Auskleiden, Gehen und Stehen u.a.
4. im Bereich der hauswirtschaftlichen Versorgung, zum Beispiel Einkaufen, Kochen, Reinigung u.a.

Die Pflegekassen veranlassen seit Einführung des Pflegeversicherungsgesetzes in Deutschland am 1.1. 1995 – das für alle Krankenversicherten die Pflegeversicherung vorsieht – eine Begutachtung durch den Medizinischen Dienst der Krankenversicherung (MDK) im Rahmen eines Hausbesuches. Dabei sollen auch Maßnahmen zur Prävention und Rehabilitation erörtert und ein individueller Pflegeplan festgelegt werden. Es gilt der Grundsatz «Rehabilitation vor Pflege». Die Gutachter prüfen die Pflegebedürftigkeit an Hand eines standardisierten Fragebogens, der als Checkliste dient, um die notwendigen Hilfen für die Aktivitäten des alltäglichen Lebens zu beurteilen. Es wird für die einzelnen Teilbereiche wie Körperpflege, Ernährung, Mobilität und hauswirtschaftliche Versorgung die Erfordernis und der Zeitaufwand eingetragen und dann die Zuordnung zu einer der drei Pflegestufen getroffen (**Tab. 18-7**). Die Begutachtungsrichtlinien der Pflegekassen enthalten genaue zeitliche Vorgaben in Form von Zeitkorridoren für die einzelnen Teilaspekte. Nach dieser Einteilung der Pflegestufen richtet sich der monatliche Anspruch auf Pflegegeld und Pflegesachleistungen nach dem Pflegeversicherungsgesetz (SGB XI), wobei nach Antragsstellung die Pflegekasse eine Begutachtung durch den MDK veranlasst.

Für das Parkinson-Syndrom hat dies im fortgeschrittenen Stadium Bedeutung, wobei Pflegebedürftigkeit ab einer Punktzahl von 20 nach der Webster-Skala und ab Stadium III nach Hoehn und Yahr anzunehmen ist. Schwierigkeiten ergeben sich gelegentlich durch die häufigen On-Off-Phasen, die im Augenblick der Begutachtung ein manchmal extrem günstiges oder auch ungünstiges Bild ergeben können.

Tabelle 18-7: Die drei Stufen der Pflegebedürftigkeit nach § 15 SGB XI

Stufe I	erheblich Pflegebedürftige, d.h. Personen, die für wenigstens zwei Verrichtungen im Bereich der Körperpflege, der Ernährung, der Mobilität und der hauswirtschaftlichen Versorgung einmal täglich Hilfe bedürfen
Stufe II	Schwerpflegebedürftige, d.h. Personen, die mindestens dreimal täglich zu verschiedenen Tageszeiten Hilfe einschließlich der hauswirtschaftlichen Versorgung benötigen
Stufe III	Schwerstpflegebedürftige, d.h. Personen, die rund um die Uhr, auch nachts Hilfe im obigen Sinne brauchen und wobei jederzeit eine Pflegeperson unmittelbar erreichbar sein muss, einschließlich der hauswirtschaftlichen Versorgung

Einer präzisen und auch zeitaufwändigen Anamnese unter Einbeziehung der Angehörigen kommt hier entscheidende Bedeutung zu.

Die kognitiven Leistungseinbußen, die sich bei dieser Erkrankung nicht selten finden, müssen zusätzlich adäquat berücksichtigt werden. Die Notwendigkeit, dass die Angehörigen die Betroffenen oft ständig beaufsichtigen müssen, findet im Pflegegutachten manchmal nicht die erforderliche Berücksichtigung und die Kriterien wurden vor allem in den ersten Jahren nach der Einführung der Pflegeversicherung eher restriktiv ausgelegt.

«Störungen des ZNS wie Antriebs-, Gedächtnis- oder Orientierungsstörungen sowie endogene Psychosen, Neurosen oder geistige Behinderungen» werden in § 14,2 zwar explizit genannt. Demenzerkrankungen stellen trotzdem für den Gutachter wegen des äußerlich oft recht gut erhaltenen Erscheinungsbildes, der «Fassade» ein Problem dar. Die zu Pflegenden beherrschen oft oberflächliche Kommunikationstechniken und können durchaus unauffällig ein längeres Gespräch – «small talk» – mit Leerformeln und Redensarten führen, ohne dass die Einschränkung der geistigen Leistungsfähigkeit auffällt. Gelegentlich wirkt auch der Besuch des Gutachters anregend und aktivierend, und es kann dadurch ein besserer Zustand vorgetäuscht werden, als er durchschnittlich im Alltag besteht. Grundsätzlich ist gerade bei Personen mit psychischen Störungen die Feststellung des objektiven Hilfebedarfs durch den Gutachter nur mit Hilfe des engeren Personenkreises des Erkrankten möglich. Auch hier kommt der Fremdanamnese besondere Bedeutung zu.

Der Hilfebedarf muss darauf beruhen, dass die Fähigkeiten zur Ausübung der Alltagsverrichtungen eingeschränkt oder nicht mehr vorhanden sind. Er ist auch dann gegeben, wenn der Pflegebedürftige die Verrichtungen zwar motorisch ausüben, jedoch deren Notwendigkeit nicht erkennen oder nicht in sinnvolles zweckgerichtetes Handeln umsetzen kann.

Barthel-Index: Die Aktivitäten des täglichen Lebens sind unter den Aspekten zu werten, wie viel Selbständigkeit der Antragsteller noch besitzt und wie die Einschränkungen seiner Fähigkeiten sich auf die psychosoziale Gesamtsituation auswirken. Grundsätzlich gilt: Nicht die Schwere der Erkrankung oder Behinderung, sondern allein der aus dem konkreten Funktionsausfall resultierende Hilfebedarf dient als Grundlage der Bestimmung der Pflegebedürftigkeit.

Der Barthel-Index wurde 1965 eingeführt und hat sich zur Beurteilung des funktionellen Status von geriatrischen Patienten besonders gut bewährt. Er lässt sich auch auf Parkinsonpatienten sehr hilfreich anwenden. Der Index enthält 10 unterschiedlich gewichtete Items, wobei maximal 100 Punkte vergeben werden können (**Tab. 18-8**). Für jede Funktion, die vollständig selbstständig geleistet werden kann, erhält der Patient die maximale Punktzahl. Wird leichte Hilfe oder Supervision benötigt, so wird nicht mehr die volle Punktzahl gegeben. Keinen Punkt erhält, wer die geforderte Leistung überhaupt nicht selbstständig erbringen kann. Die Bewertung basiert auf der Beobachtung und Einschätzung durch die Pflegekräfte und die Ärzte.

Tabelle 18-8: Barthel-Index

Essen:	
unabhängig, isst selbständig, benutzt Geschirr und Besteck	10 Punkte
braucht etwas Hilfe, z. B. Fleisch oder Brot schneiden	5 Punkte
nicht selbstständig, auch wenn o. g. Hilfe gewährt wird	0 Punkte
Bett-(Roll)-Stuhltransfer:	
unabhängig in allen Phasen der Tätigkeit	15 Punkte
geringe Hilfen oder Beaufsichtigung erforderlich	10 Punkte
erhebliche Hilfe beim Transfer, Lagewechsel, Liegen/Sitzen selbstständig	5 Punkte
nicht selbstständig, auch wenn o.g. Hilfe gewährt wird	0 Punkte
Waschen:	
unabhängig beim Waschen von Gesicht, Händen, Kämmen, Zähneputzen	5 Punkte
nicht selbstständig bei o. g. Tätigkeit	0 Punkte
Toilettenbenutzung:	
unabhängig in allen Phasen der Tätigkeit (inklusive Reinigung)	10 Punkte
benötigt Hilfe, z.B. wegen unzureichenden Gleichgewichtes oder bei An- und Auskleiden sowie Reinigung	5 Punkte
nicht selbstständig, auch wenn o. g. Hilfe gewährt wird	0 Punkte
Baden:	
unabhängig bei Voll- oder Duschbad in allen Phasen der Tätigkeit	5 Punkte
nicht selbstständig bei o. g. Tätigkeit	0 Punkte
Gehen auf Flurebene bzw. Rollstuhlfahren:	
unabhängig beim Gehen über 50 m, Hilfsmittel erlaubt, nicht jedoch Gehwagen	15 Punkte
geringe Hilfe oder Überwachung erforderlich, kann mit Hilfsmittel 50 m gehen	10 Punkte
nicht selbstständig beim Gehen, kann aber Rollstuhl selbstständig bedienen, auch um Ecken und an einen Tisch heranfahren, Strecke mindestens 50 m	5 Punkte
nicht selbstständig beim Gehen oder Rollstuhlfahren	0 Punkte
Treppensteigen:	
unabhängig bei der Bewältigung einer Treppe von mehreren Stufen	10 Punkte
benötigt Hilfe oder Überwachung beim Treppensteigen	5 Punkte
nicht selbstständig, kann auch mit Hilfe nicht Treppensteigen	0 Punkte
An- und Auskleiden:	
Unabhängig beim An- und Auskleiden (ggf. auch Korsett oder Bruchband betreffend)	10 Punkte
Benötigt Hilfe, kann aber 50 Prozent der Tätigkeit selbstständig durchführen	5 Punkte
Nicht selbstständig, auch wenn o. g. Hilfe gewährt wird	0 Punkte
Stuhlkontrolle:	
ständig kontinent	10 Punkte
gelegentlich inkontinent, maximal 1× pro Woche	5 Punkte
häufiger/ständig inkontinent	0 Punkte
Urinkontrolle:	
ständig kontinent, ggf. unabhängig bei Versorgung mittels Dauerkatheters/Zystofix	10 Punkte
gelegentlich inkontinent, maximal 1× pro Tag, Hilfe bei externer Harnableitung	5 Punkte
häufiger/ständig inkontinent	0 Punkte
Gesamtpunkte	

Betreuungsgesetz (BtG)

Wenn sich Menschen auf Grund einer körperlichen oder seelischen Erkrankung nicht mehr ausreichend um ihre eigenen Angelegenheiten kümmern können, sind vom Gesetzgeber Hilfen unter anderem durch das Betreuungsgesetz vorgesehen, das in §§ 1896 ff. des Bürgerlichen Gesetzbuches (BGB) eingearbeitet ist. Es hat seit 1.1.1992 in Deutschland das bisherige Recht der Vormundschaft und der Gebrechlichkeitspflegschaft abgelöst. Die Betreuung ist als Hilfe für den Betroffenen gedacht. Sie hat das Selbstbestimmungsrecht nach Möglichkeit zu respektieren, so weit dies im Rahmen der Krankheit angebracht und sinnvoll ist. Der Betreuer hat den Wünschen des Betreuten Rechnung zu tragen, es sei denn, dessen Wohl steht dem entgegen. Bei weitreichenden Entscheidungen muss der Betreuer vorher die Genehmigung des Vormundschaftsgerichts einholen, ebenso hat er dem Gericht jährlich Rechenschaft über seine Aktivitäten, insbesondere auch der finanziellen Angelegenheiten abzulegen. Der Betreuer soll tatsächliche und rechtliche Fürsorge mit persönlichem Kontakt und Gespräch gewährleisten. Pflegeleistungen werden hiervon jedoch nicht erfasst. Das ist Aufgabe der Pflegeversicherung. Hat ein Betreuungsbedürftiger noch in gesunden Tagen durch eine Altersvorsorgevollmacht bestimmt, dass bei Eintritt des Betreuungsfalles eine geeignete Person seiner Wahl zur Verfügung steht, bedarf es keiner amtlich bestellten Betreuung.

Im Verlauf der Parkinson-Erkrankung kann es, vor allem beim Auftreten einer schwerwiegenden kognitiven Leistungseinbuße zur Erfordernis der Errichtung einer Betreuung kommen. Der richtige Zeitpunkt wird vom Verständnis der Angehörigen ebenso abhängen wie von der Progredienz und der Ausprägung des Krankheitsbildes. Die Schutzfunktion der Betreuung wird allerdings oft weder den Betroffenen noch den Angehörigen klar. Hier ist meist entsprechende Aufklärung von Seiten des behandelnden Arztes notwendig.

Nach § 1896 BGB (Voraussetzungen der Betreuung) gilt: «Kann ein Volljähriger auf Grund einer psychischen Krankheit oder einer körperlichen, geistigen oder seelischen Behinderung seine Angelegenheiten ganz oder teilweise nicht besorgen, so bestellt das Vormundschaftsgericht auf seinen Antrag oder von Amts wegen für ihn einen Betreuer.»

Eine Betreuung ist insbesondere bei psychischen Krankheiten wie hirnorganischen Psychosyndromen, Psychosen u. a. sowie bei geistigen und seelischen Behinderungen angebracht, wobei bei entsprechender Schwere des Krankheitsbildes die Betreuung auch gegen den Willen des Betroffenen errichtet werden kann. Bei körperlichen Erkrankungen ist stets seine Einwilligung erforderlich.

Eine Betreuung darf im allgemeinen – außer bei vorläufigen Eilfällen – erst nach Einholung eines Sachverständigengutachtens durch einen Psychiater oder in der Psychiatrie ausreichend erfahrenen Arzt errichtet werden.

Die Aufgabenkreise einer Betreuung können die Einteilung, Verwendung und Verwaltung der Einkünfte umfassen, die Aufenthaltsbestimmung, Entscheidungen über Untersuchungen oder Operationen, Fürsorge für eine Heilbehandlung, Organisation ambulanter Hilfen zur häuslichen Versorgung, Regelung von Mietangelegenheiten, Geltendmachen von Rechten, Entgegennahme und Öffnen der Post, Vertretung gegenüber Behörden und schließlich auch Entscheidung über freiheitsentziehende Maßnahmen und deren Kontrolle. Das Vormundschaftsgericht ist jedoch bei allen gravierenden Maßnahmen zu befragen.

Ein Betreuer darf grundsätzlich nur für Aufgabenkreise bestellt werden, in denen die Betreuung tatsächlich erforderlich ist. Meist werden allerdings die Aufgabenkreise bei Fortschreiten der Erkrankung zu erweitern sein.

Eine Überprüfung der Notwendigkeit einer Betreuung muss vom Gesetzgeber her mindestens alle fünf Jahre erfolgen.

Einschränkungen der **Geschäfts- und Testierfähigkeit** sind vom Ausmaß und Schweregrad einer vorhandenen kognitiven Störung abhängig und bedürfen einer besonderen Begutachtung.

Literaturverzeichnis

Alesch F (1998): Tiefe Hirnstimulation bei Morbus Parkinson. Psycho 24: 549–553

Anhaltspunkte für die ärztliche Gutachtertätigkeit im sozialen Entschädigungsrecht und nach dem Schwerbehindertengesetz. Hrsg. vom Bundesministerium für Arbeit und Sozialordnung 1996 Köllen Druck und Verlag Bonn

Ascherio A, Zhang SM, Hernan MA et al. (2001): Prospective study of caffeine consumption and risk of Parkinson's disease in men and women. Ann Neurol 50: 55–63

Baas H, Harder S, Demisch L et al. (1995): Fluctuations in Parkinson's disease. Pathogenetic significance of levodopa's cerebral pharmacokinetics and pharmacodynamics. J Neural Transm 46: 367–379

Baas H (2001): Parkinson-Syndrom. In: Förstl (Hrsg.): Therapie neuro-psychiatrischer Erkrankungen im Alter. Urban & Fischer München, Jena

Birkmayer W, Hornykiewicz O (1961): Der L-3,4-Dioxyphenylalanin (=Dopa)-Effekt bei der Parkinson-Akinese. Wien Klin Wschr 73: 787

Birkmayer W, Mentasti M (1967): Weitere experimentelle Untersuchungen über den Katecholaminstoffwechsel bei extrapyramidalen Erkrankungen (Parkinson- und Choreasyndrom). Arch Psych Z ges Neurol 210: 29–35

Birkmayer W, Riederer P (1980): Die Parkinson-Krankheit. Biochemie, Klinik, Therapie. Springer Wien, New York

Bülau P, Holinka B, Gehlen W (2001): Medikamentöse Differentialtherapie des idiopathischen Parkinson-Syndroms. Neurol Rehabil 7(1): 1–16

Conrad B, Ceballos-Baumann AO (Hrsg. 1996): Bewegungsstörungen in der Neurologie. Thieme Stuttgart, New York

Cummings JL (1992): Depression and Parkinson's disease: a review. Am J Psychiatry 149: 443–454

Demirkiran M et al. (2001). Vaskular parkinsonism: a distinct, heterogeneous clinical entity. Acta Neurol Scand 104: 63–67

Deuschl G (1993): Diagnose und Differentialdiagnose des Morbus Parkinson im Frühstadium. In: Stern G, Madeja UD, Poewe W (Hrsg.): Trends in Diagnostik und Therapie des Morbus Parkinson. de Gruyter Berlin, New York

Deuschl G (1998): Therapie des Tremors. Akt Neurol 25: 248–261

Dilling H, Mombour W, Schmidt MH (Hrsg. 2000): Internationale Klassifikation psychischer Störungen ICD-10 Kapitel V (F). 4. Aufl. Huber Bern

Dodel RC et al. (1996): Kosten der medikamentösen Behandlung neurologischer Erkrankungen: Morbus Parkinson, Dystonie, Epilepsie. Med Klin 91: 479–485

Dreßing H (2002): Begutachtung des Restless-Legs-Syndrom und des Syndroms der periodischen Beinbewegungen im Schlaf: Rehabilitation vor Rente – ein kasuistischer Beitrag. Med Sach 98: 140–142

Felber W (2001): Depression und Angst beim Parkinson-Syndrom. Akt. Neurol. 28, Sonderheft 3: S231–S234

Folstein M, Folstein S, McHugh P (1975): «Mini Mental State»: A practical method for grading the cognitive state of patients for the clinician. J Psychiatr Res 12: 189–198

Foltynie T et al. (2002): Vascular parkinsonism: a review of the precision and frequency of the diagnosis. Neuroepidemiology 21: 1–7

Friedel B, Lappe E (2000): Neue Begutachtungs-Leitlinien zur Kraftfahrereignung – was bringen sie Neues? Med Sach 96: 159–163

Gerlach M, Reichmann H, Riederer P (2001): Die Parkinson-Krankheit. Grundlagen, Klinik, Therapie. 2. Aufl. Springer Wien, New York

Gerok K, Deuschl G (1998): Catechol-O-Methyl-Transferase-(COMT-)Hemmer in der Behandlung des Morbus Parkinson. Akt. Neurol. 25: 210–214

Haas H (1988): Die Geschichte des Biperiden. In: Linde OK (Hrsg.): Pharmakopsychiatrie im Wandel der Zeit. Tilia Verlag Klingenmünster

Hausotter W (1987): Naftidrofuryl bei Hirnleistungsstörungen im Alter. Therapiewoche Schweiz 10:966–972

Hausotter W (1995): Neurologische Begutachtung – Einführung und praktischer Leitfaden. Schattauer Stuttgart, New York

Hausotter W (1998): Begutachtung des Parkinson-Syndroms. Psycho 24: 697–701

Hausotter W (1999): Morbus Alzheimer - Differentialdiagnose und moderne Therapie. Wiener Med Wschr 149: 583–586

Hausotter W (2000): Moderne Therapie des Morbus Parkinson. Allgemeinarzt 22: 110–120

Hausotter W (2000): Therapie des Morbus Parkinson. Ars Medici Schweiz 90: 2–8

Hausotter W (2000): Morbus Parkinson - Krankheitsbild und moderne Therapie. PZ Prisma Pharm Zeitg 7: 179–183

Hausotter W, Bäcker U (2000): Diagnostik und Therapie von Depressionen. Allgemeinarzt 22: 1454–1463

Hausotter W (2001): Morbus Alzheimer: Aspekte für die Praxis. Teil I. Historische Entwicklung, Klassifizierung und Diagnostik. Allgemeinarzt 23: 1521–1524

Hausotter W (2002): Morbus Alzheimer: Aspekte für die Praxis. Teil II. Verschiedene Therapieformen. Allgemeinarzt 24:54–56

Hausotter W, Rothenwöhrer W (2002): Schlafstörungen - Bedeutung im pharmazeutischen Alltag. MMP – Med Monschr Pharm 25: 13–17

Hausotter W (2002): Begutachtung somatoformer und funktioneller Störungen. Urban & Fischer München, Jena

Högl B, Wetter TC, Trenkwalder C (2001): Pathophysiologie, Klinik und Therapie von Schlafstörungen beim Morbus Parkinson. Nervenarzt 72: 416–424

Hoehn MM, Yahr MD (1967): Parkinsonism: onset, progression and mortality. Neurology (Minneap.) 17: 427–442

Hughes AJ, Daniel SE, Kilford L et al. (1992): Accuracy of clinical diagnosis of idiopathic Parkinson's disease: a clinico-pathological study of 100 cases. J Neurol Neurosurg Psychiat 55: 181–184

Jörg J (1992): Anhaltspunkte für die Beurteilung der Minderung der Erwerbsfähigkeit (MdE) bei Parkinsonkranken. dPV (Deutsche Parkinson Vereinigung) Nachrichten 33: 17–21

Jörg J (1998): Therapie des Morbus Parkinson mit Alpha-Dihydroergocryptin in der neurologischen Praxis. Akt Neurol 25: 198–201

Jörg J (2002): Neurologische Therapie. 3. Aufl. Springer Berlin, Heidelberg

Jost WH, Braune S (2001): Autonome Regulationsstörungen beim idiopathischen Parkinson-Syndrom. Akt Neurol 28 (Sonderheft 3): S235–S241

Klockgether T, Oertel WH (1998): Parkinson-Syndrome. In: Brandt Th, Dichgans J, Diener HC (Hrsg.): Therapie und Verlauf neurologischer Erkrankungen. 3. Aufl. Kohlhammer Stuttgart

Kornhuber J (2000 Hrsg.): Blickpunkt Memantine. 2. Aufl. Aesopus Stuttgart

Krämer G, Deuschl G (2000): Parkinson und Führerschein: Neue Begutachtungs-Leitlinien. Akt Neurol 27:187–188

Krämer G, Wallesch CW (2000): Organische Psychosyndrome/Demenz und Führerschein. Akt Neurol 27: 283–286

Kütemeyer M, Schultz-Venrath U (1996): Psychogene Störungen in der Neurologie. In: Uexküll v. Th (Hrsg.): Psychosomatische Medizin. 5. Aufl. Urban & Schwarzenberg München

Kuhn W, Müller Th (1997): Therapie des Morbus Parkinson - Teil I: Standardtherapie motorischer und nicht motorischer Symptome. Fortschr Neurol Psychiat 65: 361–374

Lachenmayer L, Arning Ch, Reichmann H (2002): Früh- und Differenzialdiagnose der Parkinson-Syndrome. Nervenheilkunde 21: 38–45

Laux G (2002): Psychische Störungen und Fahrtauglichkeit. Nervenarzt 73: 231–238

Lewrenz H (Bearbeiter, 2000): Begutachtungs-Leitlinien zur Kraftfahrereignung. Bundesanstalt für Straßenwesen. Verlag für neue Wissenschaft Bergisch Gladbach

Marsden CD (1994): Parkinson's disease. J Neurol Neurosurg Psychiatry 57: 672–681

Meyring S (1999): Restless-legs-Syndrom. In: Berlitt (Hrsg.): Klinische Neurologie. Springer Berlin, Heidelberg

Möller JC, Stiasny K, Cassel W, Peter JH, Krüger HP, Oertel WH (2000): «Schlafattacken» bei Parkinson-Patienten. Eine Nebenwirkung von Nonergolin-Dopaminagonisten oder ein Klasseneffekt von Dopamimetika? Nervenarzt 71: 670–676

Müngersdorf M, Reichmann H (1998): Therapiestrategien in der Frühbehandlung des Morbus Parkinson. Psycho 24: 522–532

Müngersdorf M, Sommer U, Reichmann H (2001): Hochdosistherapie mit Dopaminagonisten. Akt. Neurol. 28 (Sonderheft 3): S246–S248

Muhl C, Jörg J (2000): Begutachtung des Parkinson-Syndroms nach dem Schwerbehindertengesetz und im sozialen Entschädigungsrecht. Med Sach 96: 137–141

Mutschler E, Geisslinger G, Kroemer HK, Schäfer-Korting M (2001): Arzneimittelwirkungen. 8. Aufl. Wissenschaftl. Verlagsges. Stuttgart

Odin P, Mrowka M (2002): Therapiestrategien in der Spätphase des Morbus Parkinson. Nervenheilkunde 21: 174–177

Oertel W, Gasser T, Trenkwalder C et al. (1989): Apomorphine test for dopaminergic responsiveness. Lancet 1: 1262–1263

Oppenheim H (1908): Lehrbuch der Nervenkrankheiten. 5. Aufl. Karger Berlin

Pal S et al. (2001): A study of excessive daytime sleepiness and its clinical significance in three groups of Parkinson's disease patients taking pramipexole, cabergoline and levodopa mono and combination therapy. J Neurol Transm 108: 71–77

Parkinson J (1817): An Essay an the Shaking Palsy. Sherwood, Neely, and Jones London

Picchietti DL, Walters AS (1996): Restless legs syndrome and periodic limb movement disorders in children and adolescents. Comorbidity with attention-deficit hyperactivity disorder. Neurol Clinics 5: 729–740

Picchietti DL, Underwood DJ, Farris WA et al. (1999): Further studies an periodic limb movement disorder and restless legs syndrome in children with attention-deficit hyperactivity disorder. Mov Disord 14: 1000–1007

Pies NJ (1988): James Parkinson. Merz & Co Frankfurt

Poewe W (1993): Die Neuropsychologie der Parkinson-Krankheit. In: Stern GM, Madeja DU, Poewe W (Hrsg.): Trends in Diagnostik und Therapie des Morbus Parkinson. de Gruyter Berlin

Poewe W, Oertel W (1994): Parkinson's disease. In: Hacke W (Hrsg.): Neurocritical Care. Springer Berlin, Heidelberg

Reichmann H , Sommer U (2001): Demenz beim idiopathischen Parkinson-Syndrom. Akt Neurol 28 (Sonderheft 3): S228–S230

Riederer P, Przuntek H (Hrsg. 1987): Morbus Parkinson. Selegilin (R-(-)-Deprenyl); Movergan ein neues Therapiekonzept. Springer Wien

Schneider E (1997): Diagnostik und Therapie des Morbus Parkinson. 2. Aufl. de Gruyter Berlin

Schulte W (1964): Zum Selbsterleben des Parkinsonkranken. Acta Neuroveg 26: 537–543

Schwarz J (2000): Morbus Parkinson und Parkinson-Syndrom. In: Nikolaus T (Hrsg.): Klinische Geriatrie. Springer Berlin, Heidelberg

Seggelen P H v (2001): Parkinson – Professionelle Pflege und Therapie. Verlag Hans Huber, Bern

Semsch-Poppe B, v Mittelstaedt G (1996): Der Parkinsonpatient in der sozialmedizinischen Begutachtung unter besonderer Berücksichtigung des Pflegegesetzes. Gesundheitswesen 58: 635–640

Serby M et al. (2001): Diagnostic criteria for dementia with lewy bodies reconsidered. Am J Geriatr Psychiatry 9: 212–216

Steinberg R, Weeß HG, Landwehr R (2000): Schlafmedizin – Grundlagen und Praxis. Uni-Med Bremen

Stern F (1933): Neurologische Begutachtung. Julius Springer Berlin

Strenge H, Schultz-Venrath U (1995): Parkinson-Krankheit. In: Ahrens S, Hasenbring M, Schultz-Venrath U, Strenge H (Hrsg.): Psychosomatik in der Neurologie. Schattauer Stuttgart

Suchenwirth RMA (1998): Neurologische Untersuchung. Neuromedizin Verlag Bad Hersfeld

Suchenwirth RMA, Kunze K, Krasney EO (Hrsg. 2000): Neurologische Begutachtung – Ein praktisches Handbuch für Ärzte und Juristen. 3. Aufl. Urban & Fischer München, Jena

Trenkwalder C (1998): Restless Legs Syndrom. Springer Berlin, Heidelberg

Trenkwalder C, Hening WA, Walters AS et al. (1999): Circadian rhythm of periodic limb movements and sensory symptoms of restless legs syndrome. Mov Disord 14: 102–110

Trenkwalder C, Wetter TC, Stiasny K et al. (2001): Restless-legs-Syndrom und «periodic limb movements in sleep». Nervenarzt 72: 425–436

Ulm G (1998): Was kann die Physiotherapie beim Morbus Parkinson bewegen? Geriatrie Praxis 10: 40–43

Vogel HP (2002): Extrapyramidale Störungen. In: Berzewski H, Nickel B (Hrsg.): Neurologische und psychiatrische Notfälle. Urban & Fischer München, Jena

Walters AS, The international restless legs syndrome study group (1995): Towards a better definition of the restless legs syndrome. Mov Disord 11: 241–245

Webster DD (1968): Critical analysis of the disability in Parkinson disease. Med Treatm 5: 257–282

Winkelmann J, Trenkwalder C (2001): Pathophysiologie des Restless-legs-Syndroms. Nervenarzt 72: 100–107

Sachwortverzeichnis

A
Abnormal Involuntary Movement Scale 39
Aids 46
Akathisie 47
Akinese 27, 37
– Krisen 87
– Minus-Symptom 27
– morgendliche Akinese 87
Alkohol 96
Alpha-Dihydroergocryptin (DHEC) 68
Alternative Behandlungsverfahren 97
Amantadin 20, 73
Anamnese 31
Anticholinergika 75
– Biperiden 75
– Bornaprin 75
– Metixen 75
– Trihexyphenidyl 75
Apomorphin 70
Äquivalenztyp 28
Arzt-Patienten-Verhältnis 84
Ätiologie 21
Ausschlusskriterien 36
Autonome Störungen 89
– Blasenfunktionsstörung 89
– Emesis 90
– erektile Dysfunktion 90
– gastrointestinale Motilitätsstörungen 90
– Hypotonie 89
– Nausea 90
– Obstipation 90
– Parästhesien 91
– Schluckstörungen 90
– Schmerzen 91
– Schweißneigung 90
– Seborrhoe 91
– Speichelfluss 90
– urogenitale Funktionsstörungen 89

B
Barthel-Index 107
Basalganglien 23
Behandlungskosten 59
Benzodiazepine 75
Beratung 55
Beta-Rezeptorenblocker 75
– Propranolol 75
Betreuungsgesetz 109
Bewegungsstörungen
– medikamentös bedingte 47
Biperiden 75
Birkmayer, Walther 19
Blasenfunktionsstörung 89
Bornaprin 75
Bromocriptin 20, 66
Budipin 74

C
Cabergolin 69
Carbamazepin 47
Charcot, Jean-Martin 17
Cinnarizin 47
Clonazepam 75
Clozapin 47, 76
Compliance 84
COMT-Hemmer 20, 72
– Entacapon 72

D
Demenz 94
Depot-Präparate 64
– Anwendungsformen 64
Deprenyl 20, 71
Depression 38, 48, 92
Diagnostische Kriterien 36
Dopaminagonisten 20, 66
– Apomorphin 70
– Bromocriptin 20, 66
– Lisurid 20
Dopaminerge Bahnen 23
– mesokortikal-mesolimbisches System 23
– nigro-striatales System 23
– tubero-infundibuläres System 23
Dysdiadochokinese 29

Dyskinesie 37, 58, 63
– Frühdyskinesie 47
– Spätdyskinesie 47

E
Early Onset-Parkinson-Syndrom 13, 28
Emesis 90
Encephalitis lethargica 46
Endotoxine 21
Entacapon 72
Erektile Dysfunktion 90
Ergoline 68
siehe auch Ergotamin-Derivate
Ergotamin-Derivate 68
– Alpha-Dihydroergocryptin (DHEC) 68
– Bromocriptin 68
– Cabergolin 69
– Lisurid 68
– Pergolid 69
Erkrankungsalter 13
Ernährung 97

F
Flunarizin 47
Fluoxetin 47
Fluspirilen 47
Freezing 58
Frontalhirnprozess 45
Frühdiagnose 29
Frühdyskinesie 47
Frühsymptome 30
– Hypomimie 30
– Mikrographie 30
– Salbengesicht 30
– Schwitzanfälle 30
– Speichelfluss 30
Fußdystonien 88

G
Gabapentin 76
Gang- und Haltungsinstabilität 27
Gangprüfung 30
Gastrointestinale Motilitätsstörungen 90
Gedächtnisstörungen 94
Genetik 21
Glabellareflex 35
Glutamatantagonisten 73
– Amantadin 73
– Budipin 74
– Memantine 74
Grad der Behinderung 102

H
Hirntumore 45
Hochfrequenztiefenhirnstimulation 77
Hoehn-Yahr-Skala 39
Holmes-Tremor 48
Hydrozephalus 45
Hypokinese 27, 37
Hypokinetisch-rigider Typ 28
Hypomimie 30, 37
Hypotonie 89

I
ICD-10 16
IPS 15

K
Koffein 22, 96
Kohlenmonoxid 46
Kontraindizierte Medikamente 76
Kopffalltest 35
Kopftremor 47
Kortikobasale ganglionäre Degeneration 44
Kosten 59
Krankheitsbewältigung 81
– Angehörige 81
– Familienangehörige 81
– Selbsthilfegruppen 81
Krankheitsstadien 28, 39
Krankheitsverarbeitung 83
Krankheitsverlauf 39

L
L-Dopa 61
– Anwendungsformen 64
– Kontraindikationen 65
– Nebenwirkungen 65
– Präparate 64
– Tests 31
– Wechselwirkungen 65
L-Dopa-Spätsyndrom 88
– Fluktuationen 89
Lebensalter 57
Leitsymptome 27, 36
– Hypokinese 27
– Rigor 27
– Ruhetremor 27
Lewy-Körperchen 24
– Demenz 44
Lisurid 20, 68

M
Mangan 46
MAO-B-Hemmer 20, 71
– Deprenyl 20, 71
– Selegilin 71
Medikamentös bedingte Bewegungsstörungen 47
Medikamentöse Einstellung 55
Memantine 74
Mesokortikal-mesolimbisches System 23
Metixen 75
Metoclopramid 47
Mikrographie 30
Minus-Symptom 27
Morbus Parkinson 13, 15
– Definition 15
– Frühdiagnose 29
– Frühsymptome 30
– Kernsymptome 15
Morbus Wilson 46
MPTP 22, 46
Multisystematrophie 43
– Shy-Drager-Syndrom 43
Myoklonien 88

N
Narkoseprobleme 88
Nausea 90
Neurochirurgie 77
– Hochfrequenztiefenhirnstimulation 77
– Stereotaktische Eingriffe 77
Neuroleptika 47
Neurologische Untersuchung 33
Nigro-striatales System 23
Nikotin 22, 96
Normaldruck-Hydrozephalus 45

O
Obstipation 90
On-Off-Symptomatik 59, 62

P
Parästhesien 91
Parkinson plus 15
Parkinson, James 17
Parkinsonismus
– postenzephalitischer 22
Parkinsonoid 15, 22, 47
Parkinson-Psychose 86
Parkinson-Syndrom
– Ausschlusskriterien 36
– Diagnose 29
– Diagnostische Kriterien 36
– Early Onset 13, 28
– idiopathisch 13, 15
– juveniles 13, 28
– Risikofaktoren 22
  – Koffein 22
  – Nikotin 22
– seniles Parkinson-Syndrom 13, 28
– symptomatisch 15
– vaskuläres Parkinson-Syndrom 42
Pathogenese 23
Pergolid 69
Persönlichkeitsmerkmale, prämorbide 82
PET 29
Pflegeversicherung 105
Phenytoin 47
Physiotherapie 79
– Hilfsmittel 79
– Spezialkliniken 79
Pizza-Test 30
Plus-Symptome 27
Posturale Instabilität 27, 37
Prägnanztypen 28
– Äquivalenztyp 28
– hypokinetisch-rigider Typ 28
– tremordominanter Typ 28
Pramipexol 70, 76
Prävalenz 13
Progressive supranukleäre Blickparese 43
Propranolol 75
Psychogene Bewegungsstörung 48
Psychosoziale Aspekte 83
Psychotherapie 81
– Angehörige 81
– Arzt-Patienten-Verhältnis 84
– Compliance 84
– Familienangehörige 81
– prämorbide Persönlichkeitsmerkmale 82
– Selbsthilfegruppen 81

R
Reisen 96
Rentenversicherung 98
Reserpin 47
Restless-Legs-Syndrom 48
Rigor 27
Risikofaktoren 22
Ropinirol 69
Ruhetremor 27

S

Sacks, Oliver 19
Salbengesicht 30
Schlafattacken 70
Schlafstörungen 91
– Schlaf-Apnoe-Syndrom 91
Schluckstörungen 90
Schmerzen 91
Schweißneigung 90
Schwerbehindertenrecht 101
– Grad der Behinderung 102
Schwitzanfälle 30
Seborrhoe 91
Selbsthilfegruppen 81
Selegilin 71
Seniler Tremor 47
Shy-Drager-Syndrom 43
Sonographie
– transkraniell 29
Spätdyskinesie 47
SPECT 29
Speichelfluss 30, 90
Sport 96
Stadieneinteilung 39
– Abnormal Involuntary Movement Scale (AIMS) 39
– Hoehn-Yahr-Skala 39
– UPDRS-Skala 39
– Webster-Rating-Scale 39, 41
Steele-Richardson-Olszewski-Syndrom 43
Stereotaktische Eingriffe 77
Straßenverkehr 104
Stuhl-Kipp-Versuch 35
Symptome
– psychische 38
– sensorische 38
Systeme
– nigro-striatales 23
– mesokortikal-mesolimbisches 23
– tubero-infundibuläres 23

T

Therapie 55
– Behandlungsplan 56
– Beratung 55
– Grundprinzipien 57
– Kosten 59
– medikamentöse Einstellung 55
– wirtschaftliche Aspekte 59
– Ziel 55
Tremor 27
– Holmes-Tremor 48
– Kopftremor 47
– Plus-Symptom 27
– seniler Tremor 47
– zerebellärer Intentionstremor 48
Tremordominanter Typ 28
Tremor-Dominanztyp 58
Trihexyphenidyl 75
Tubero-infundibuläres System 23

U

Umwelteinflüsse 21
Unfallversicherung 100
UPDRS-Skala 39
Urogenitale Funktionsstörungen 89

V

Vaskuläres Parkinson-Syndrom 42
Vergiftung 46

W

Wearing-off-Fluktuationen 58
Webster-Rating-Scale 39

Z

Zahnradphänomen 35
Zerebellärer Intentionstremor 48
Zyanid 46